首、全身の不調に！

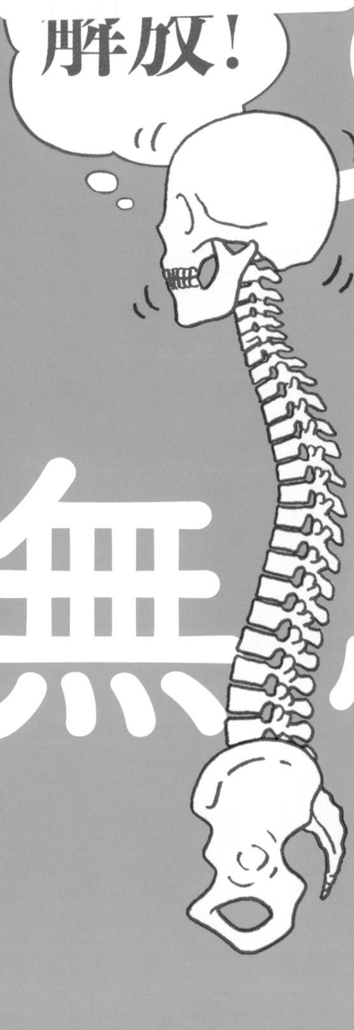

頭の無駄力

木野村朱美 著

池田書店

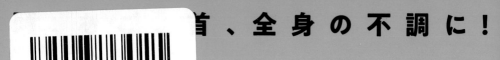

「頭の無《む》駄《だ》力《ぢから》＝無意識の緊張」が痛みや不調を引き起こす！

なにかとストレスが多い現代社会。朝に目覚めても、心身ともにすっきり爽快とはならない方が多いのではないでしょうか？

自分ではカラダを休めているつもりでも、一向に疲れが抜けない……。それは、なぜなのでしょうか？

そういうときは、**無意識の領域で心身が緊張し続けている**可能性があります。そして、この無意識の緊張を生み出している大きな原因といえるのが「頭」なのです。

頭のなかには、脳があります。脳は私たちの感情や思考を生み出し、カラダにあらゆる情報を発信しています。そして、カラダからの感覚情報も脳に集まってきます。つまり、心身の情報のほとんどは、頭にあるといえます。すべての中枢となる頭が緊張状態にあれば、心身の機能にエラーが生じるのも当然です。しかも、頭自体の重さ、物理的な影響も姿勢や動き、果ては感情まで左右することもあります。

このように「頭の無意識の緊張＝**頭の無駄力**」は、私たちの心身にさまざまな不調や痛みをもたらす、大きな原因のひとつと考えられるのです。

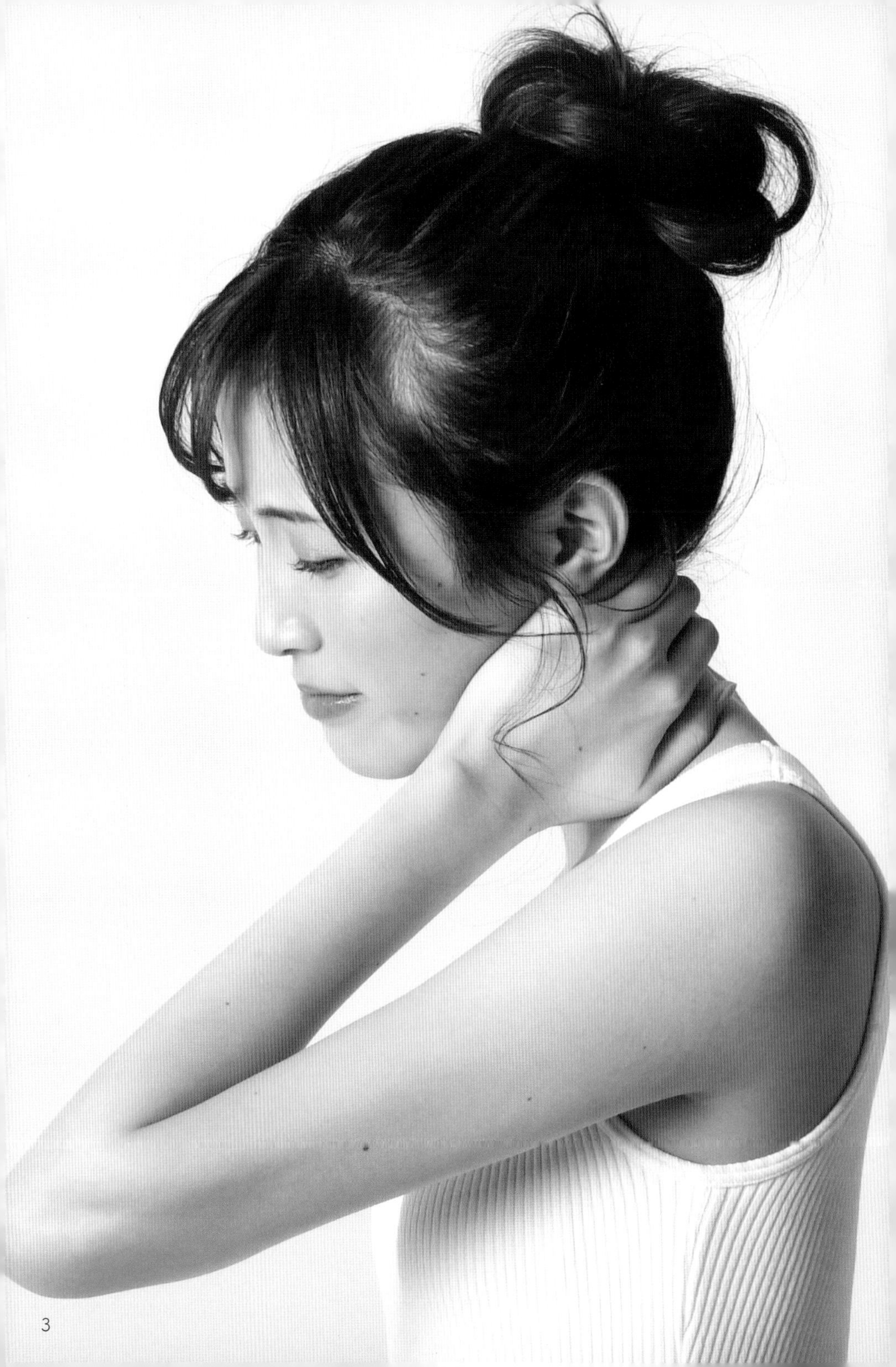

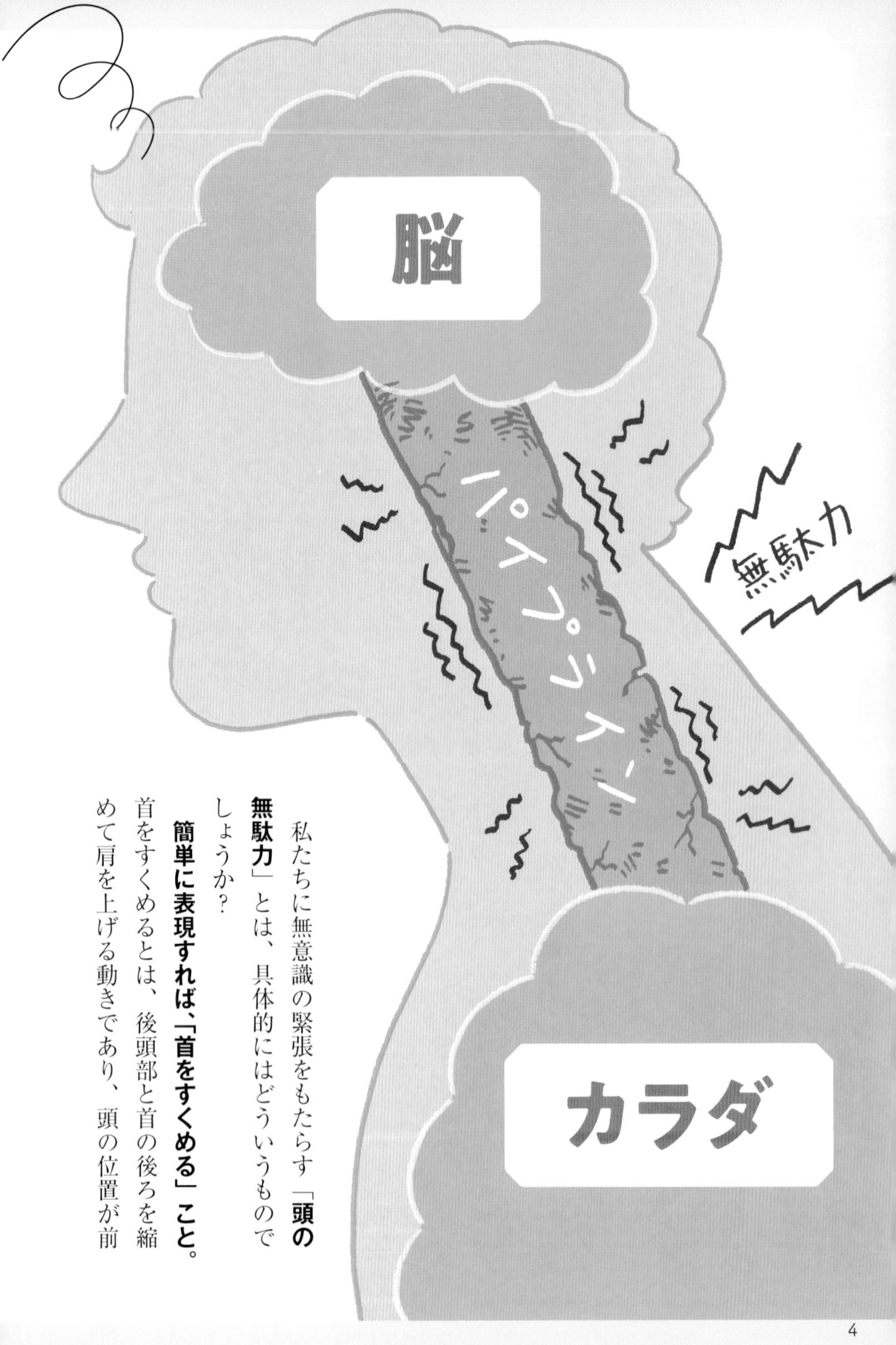

私たちに無意識の緊張をもたらす「**頭の無駄力**」とは、具体的にはどういうものでしょうか?

簡単に表現すれば、「首をすくめる」こと。

首をすくめるとは、後頭部と首の後ろを縮めて肩を上げる動きであり、頭の位置が前

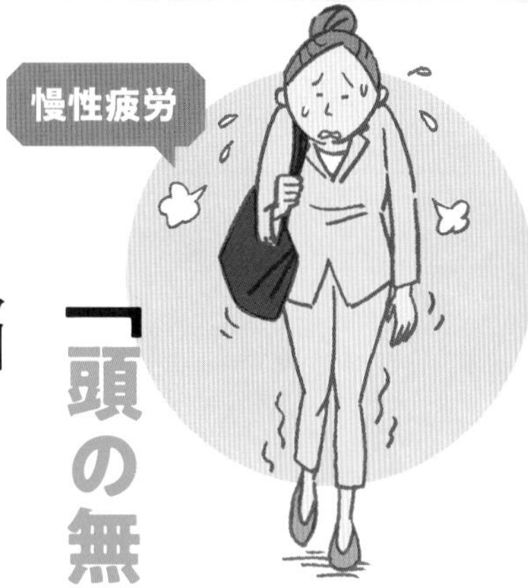

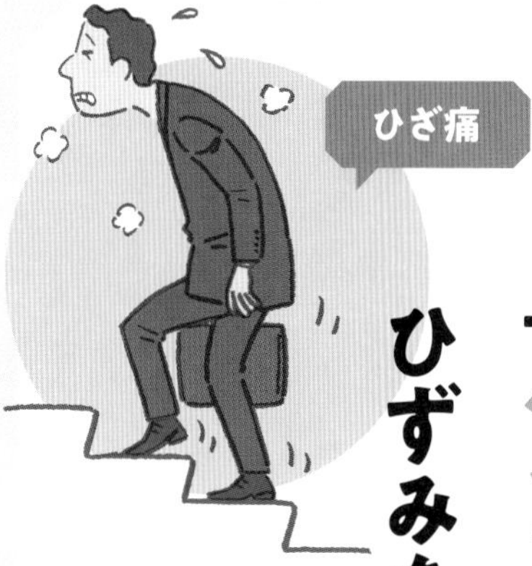

「頭の無駄力」が脳とカラダを結ぶ重要な「パイプライン」にひずみを生じさせる！

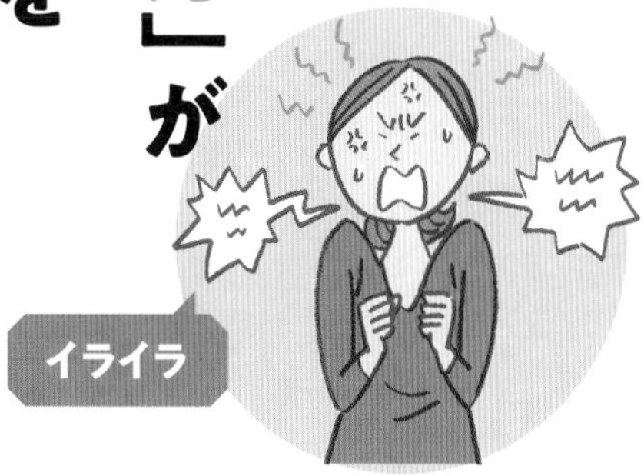

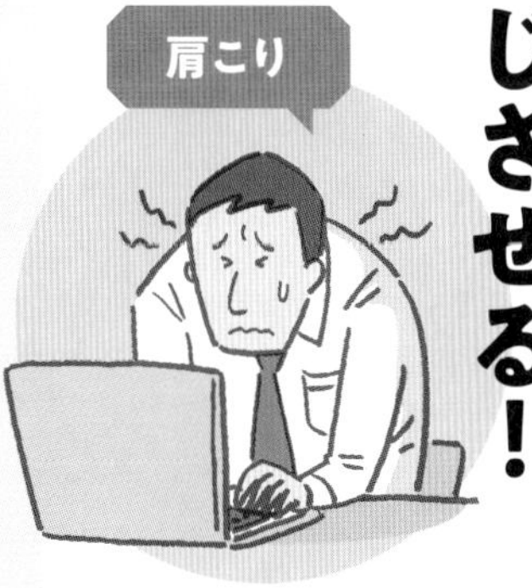

にズレて、少しあごも上がります。

本編で詳しく解説しますが、**日常動作のクセの影響**で、普段からこの状態になることもあれば、**人間の防衛本能としてストレスに反応**して首をすくめてしまうこともあります。

いずれにしても、頭と首の後ろあたりの距離がつまってしまうことが、無意識の緊張を全身に伝え、あらゆる不調を引き起こす原因になるわけです。

しかも、首は、頭とカラダをつなぐ重要な**「パイプライン」**。大切な血管や神経、空気の通り道である気道などがあり、脳に酸素や栄養、心身の情報を伝える唯一の道です。これらに「頭の無駄力」による緊張が及ぶと、周辺の筋肉が硬くなり、その流れに悪影響を及ぼすことも。これが原因で**機能エラーが生じやすく**なります。

「頭の無駄力」を解放して心身の機能を最適化！

無意識に頭の後ろ側が緊張してしまう「頭の無駄力」。この状態は、心身の機能を自ら制限してしまう、まるで全身にロックをかけているようなものです。これらの力みを解放し、姿勢や動作を修正していくことが、さまざまな痛みや不調を改善する第一歩になります。

しかし、**長年慣れ親しんできた動きのクセを変えるのは至難の業。**自分では正しいと思い込んできたイメージの下、自動的な動作プログラムが組まれているためです。プログラムをリセットするには、**これまで抱いていた認識やイメージを変えなければいけません。**

そのために、**頭の構造や機能といった基本的な知識を理解する**ことから始めます。私たちは、日常において頭やカラダへの意識は無頓着。知っているつもりでも、実はそうではなかったということが多々あります。

本書では、**身体感覚をリセット**し、新たに姿勢や動作のプログラミングを**再構築すること**で、**「頭の無駄力」からの解放**を目指します。それができれば、心身の機能が最適化され、不調や痛みも改善されていくでしょう。

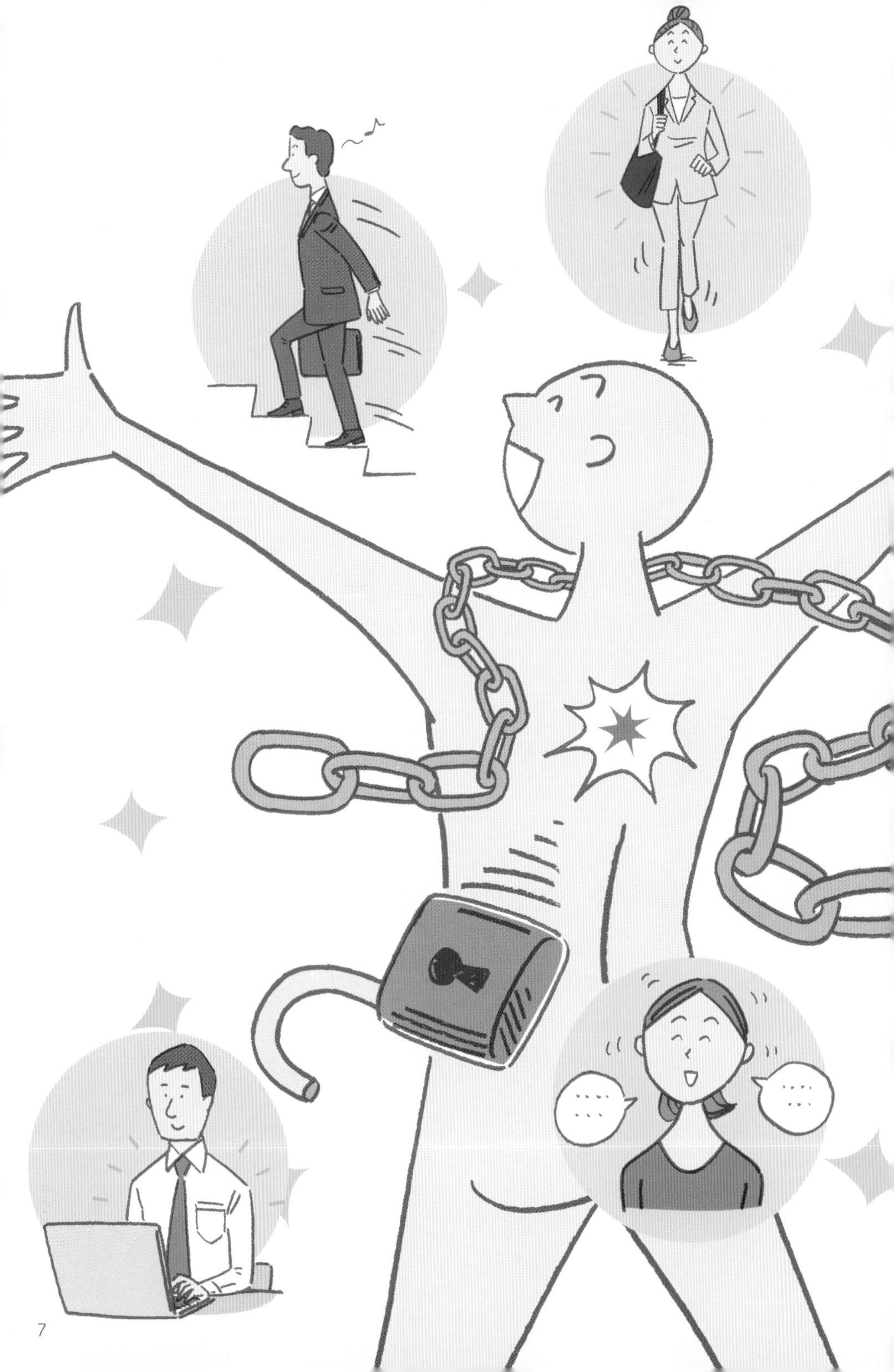

「頭の無駄力」を体感してみよう!

首をすくめる「頭の無駄力」が入った状態でカラダを動かしてみると、動きにかなり制限がかかっていることがわかります!

TRY 1 デスクワークをしているつもりで、猫背の姿勢で腕を上げてみてください。

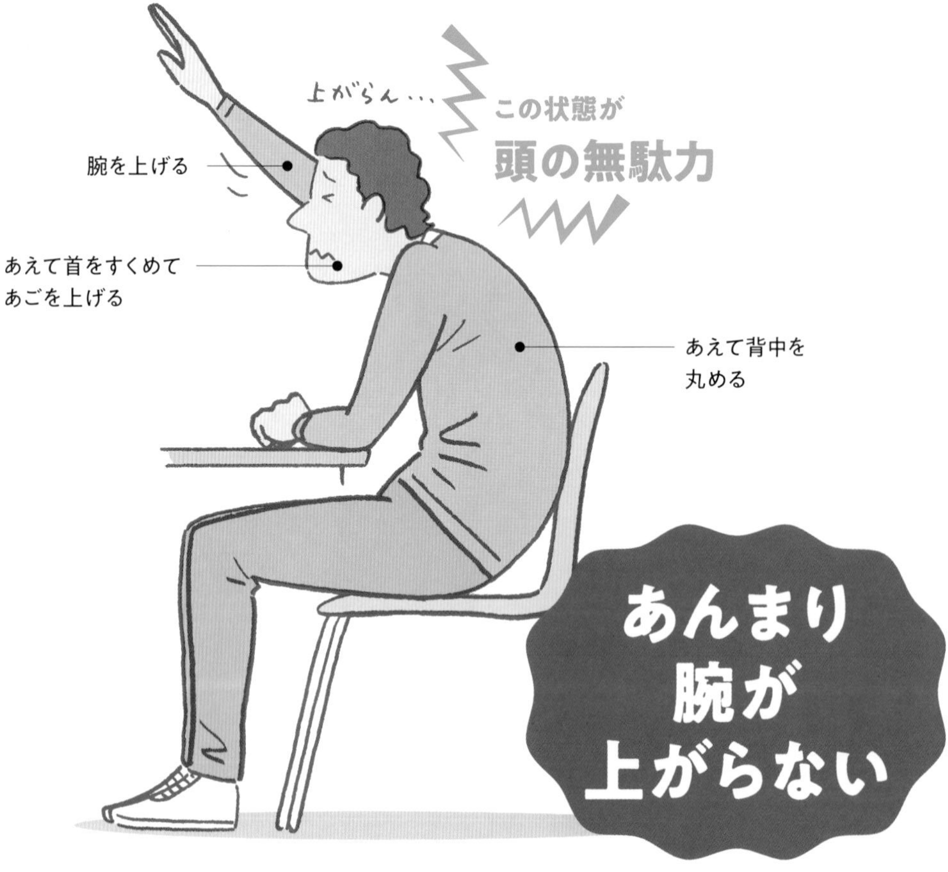
上がらん・・・
この状態が
頭の無駄力
腕を上げる
あえて首をすくめて
あごを上げる
あえて背中を
丸める
あんまり
腕が
上がらない

TRY 2 今度は猫背をまっすぐにし、その上に頭をふんわり乗せてみてください。

ふんわり
イスに浅く座る

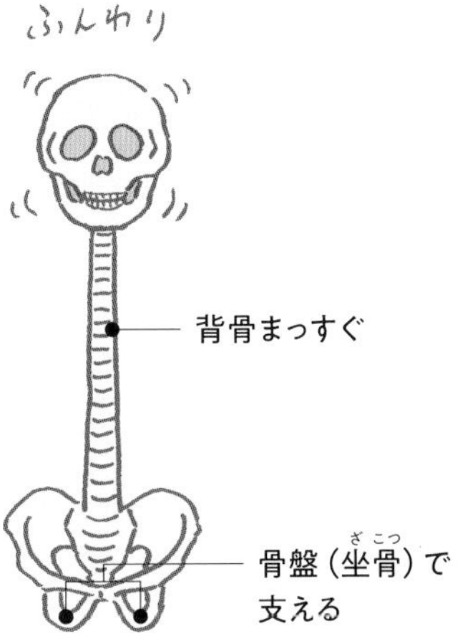

ふんわり
背骨まっすぐ
骨盤（坐《ざ》骨《こつ》）で
支える

こういうイメージで!

TRY 3 そのまま腕を上げてみてください。

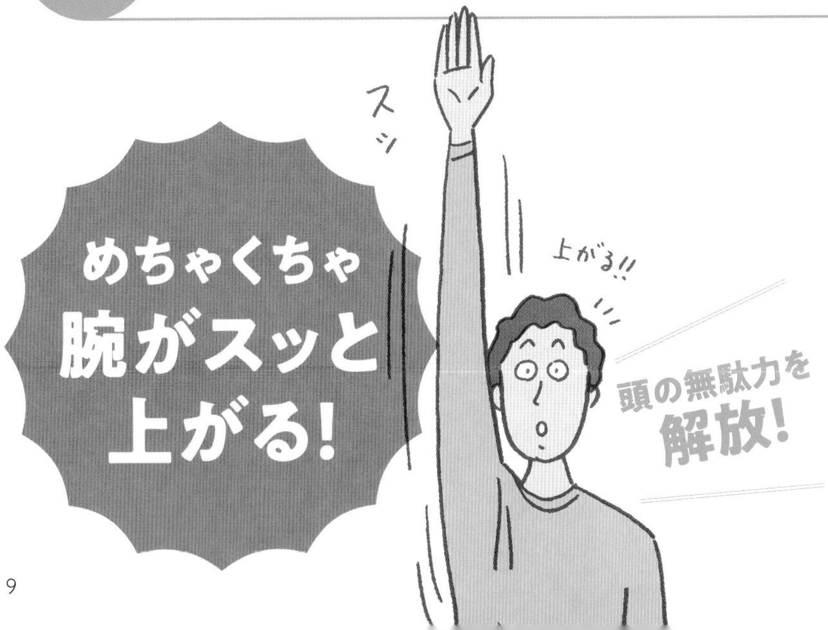

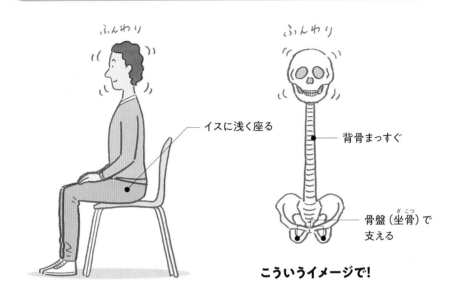

めちゃくちゃ
腕がスッと
上がる!
スッ
上がる!!
頭の無駄力を
解放!

はじめに

朝、目覚めたとき、ものすごくカラダが重いと感じたことはありませんか？　また、1日中座って仕事をしていただけなのに、とても疲れていること、少なくないと思います。

このようなときは、必要のない力を使っている、無駄にカラダが力んでいることがほとんどです。自分では力を抜いているつもりなのに、実は力が抜けていない。そもそも、私たちの動きは我流でつくり上げてきたものなので、カラダを休める方法ですら、誰にも教わったことはないのです。さらに、皆さんが子どもの頃に「ちゃんとして」とか「きちんとしなさい」と言われた記憶はありませんか？　目的のことがうまくできていなくても、力んでいることで褒められる。大人になった今も「しっかり」「きちんと」と自分に言い聞かせることが多いのではないでしょうか。そのせいで、カリカリ手帳に記入し、キーボードをパンパン打って、背中で「話しかけないで！　頑張っているから！」オーラを発しながら作業している姿になるわけです。私は、この種の言葉も、不要な力みの根本原因のひとつだと考えています。

本書では、このような無意識の力み、「無駄力」を解放する方法を紹介していますが、メソッドのベースになっているのは、『アレクサンダー・テクニーク』※という100年前から伝えられてきた、解剖学を基にしたカラダの使い方の技術です。私は、アレクサンダー・テクニーク教

※アレクサンダー・テクニークとは?

100年以上前にオーストラリア人俳優フレデリック・マサイアス・アレクサンダー氏が考案したカラダの使い方の技術。解剖学的な知識を基に、適切なイメージでカラダを操作するのが特徴です。欧米を中心に普及し、現在は有名な音楽学校や演劇学校のカリキュラムにも加えられています。俳優のキアヌ・リーヴスや、ミュージシャンのポール・マッカートニーも学んだ、多くの人のカラダを支える技術です。

師として、これまで約20年間で1万人以上の方々のカラダの悩みに触れてきました。そのなかで、よく感じることは、ほとんどの方が基本的な動作なんて「知っている。わかっている。できている」と思い込んでいるということ。でも、実際はよくわからないまま動いているのが現状です。

私たちは、カラダや意識を含む「自分自身」というシステムを使って生活しています。そのシステムとは、自分自身で周囲の情報を受け取り、考え、判断し、動くという、いたって基本的なものです。ところが、多くの場合、このシステムの存在を意識しないまま、なんとなく適当にできてしまっている状態で生活しています。このような無自覚の状態から抜け出すには、言葉にして理解し、自分自身のシステムに意識を向けることが必要です。この肝心な部分が抜け落ちているため、日々の生活で痛めてしまったり、せっかく運動しても効果がなかなか出なかったりします。

その、ごっそり抜け落ちているところを説明して、サポートして、ご自身でできるようにしていくのが、アレクサンダー・テクニークと呼ばれる技術にできることのひとつです。なんとか少しでも、知ってほしい！　まずは、ご自身のカラダの改善に取り組む1歩目として、この本がお役に立てると幸いです。

アレクサンダー・テクニーク教師　Aru Quality Pro 代表 木野村 朱美

第1章 意外と知らない「頭」の基礎知識

第2章 不調を改善するためには、「頭」を解放する！

第3章 痛み別でわかる！「頭」をゆるめる方法

第4章 こんなことにも役立つ！「頭」をゆるめる意外な効果

頭をゆるめて不調を解消する方法

頭をゆるめて日常の基本動作をラクにする方法

第1章

意外と知らない「頭」の基礎知識

基礎知識

1

「頭の重さ＝お米5kg」の衝撃!? 意外と知らない「頭」の構造

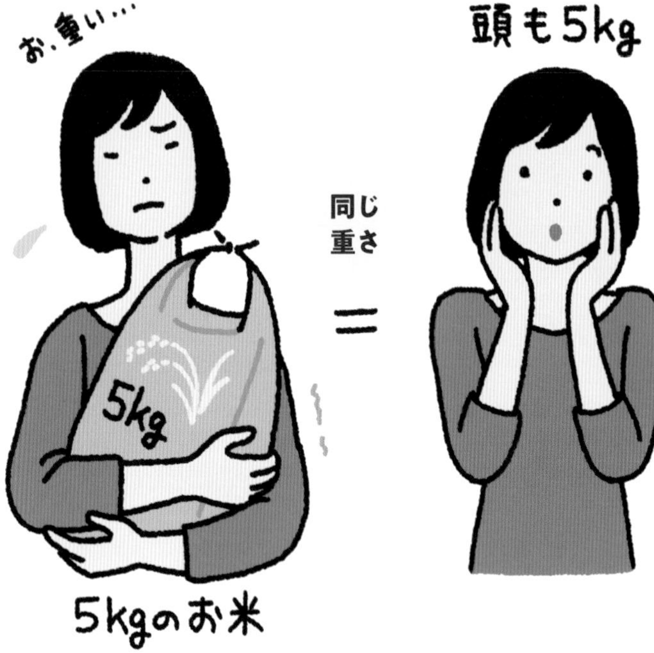

頭の構造はイメージと違う？

頭の無駄力を解放するために、まずは知っているようで意外と知らない**「頭の構造」**を理解する必要があります。たとえば、猫背になり頭の位置が前にズレたとして、それを支える首の筋肉にどれくらいの負担がかかるのでしょうか？

実は、**頭の重さは約5kg。お米5kgを買って帰るとき、相当重いですよね？ それと同等の重さを首で支えることに。**このように、実際の頭の構造について私たちは普段あまり意識していない、もしくはイメージとズレていることが多々あります。あらためて見てみると驚くことも多いはず！

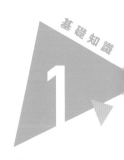

「頭」の構造を知ってますか？

よくある頭に関する誤解

頭の構造をあらためてイメージしてみると、実は誤解していることも多い！

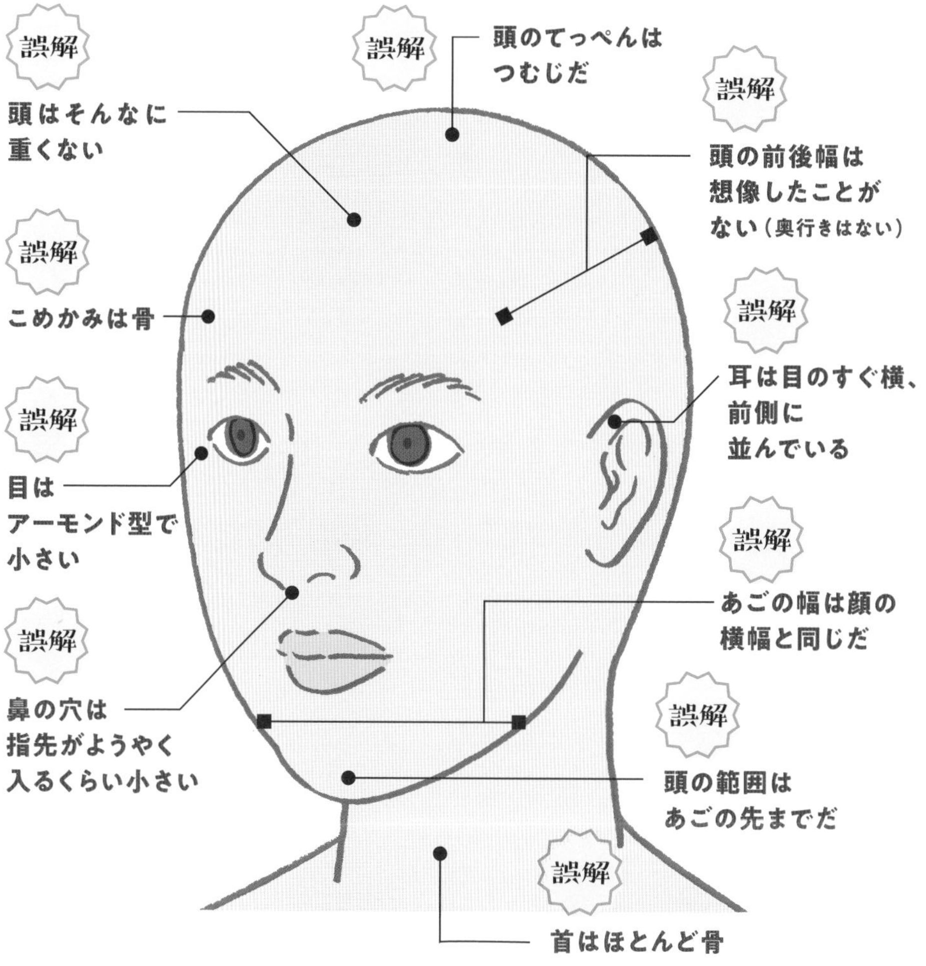
誤解
頭はそんなに
重くない
誤解
頭のてっぺんは
つむじだ
誤解
頭の前後幅は
想像したことが
ない（奥行きはない）
誤解
こめかみは骨
誤解
耳は目のすぐ横、
前側に
並んでいる
誤解
目は
アーモンド型で
小さい
誤解
あごの幅は顔の
横幅と同じだ
誤解
鼻の穴は
指先がようやく
入るくらい小さい
誤解
頭の範囲は
あごの先までだ
誤解
首はほとんど骨

頭の構造の真実！

では、実際の骨格で「頭」の構造を確認してみましょう！
頭のパーツ、目、鼻、耳などの大きさや位置を正しく把握することで、
力みなくカラダを扱うことができます。

正面から見る

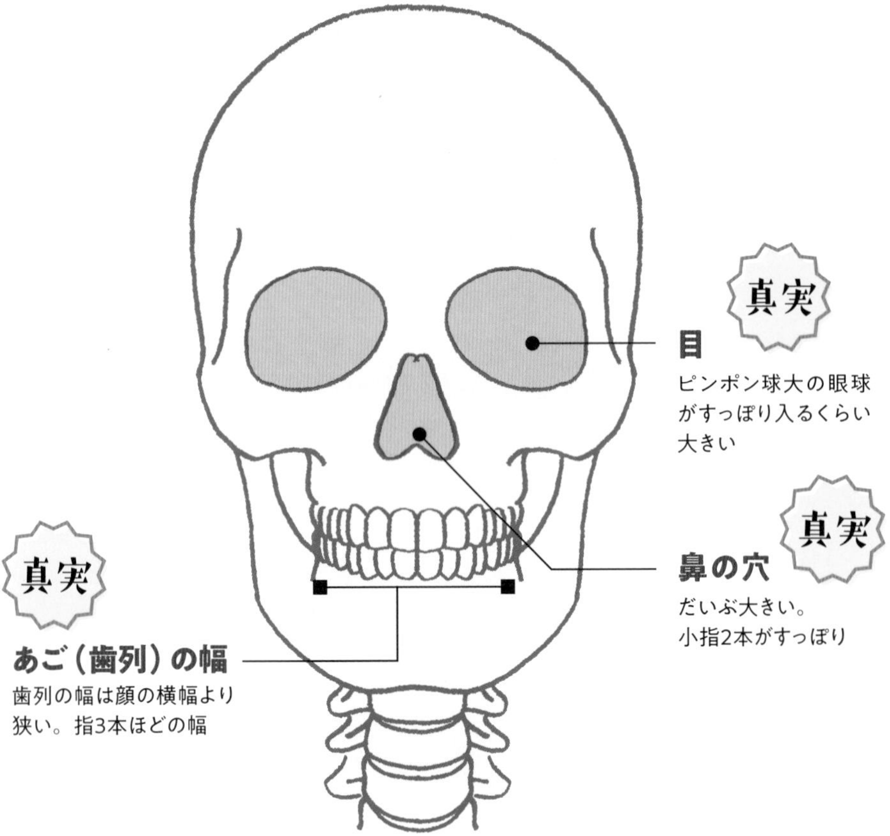
真実
目
ピンポン球大の眼球がすっぽり入るくらい大きい
真実
鼻の穴
だいぶ大きい。小指2本がすっぽり
真実
あご（歯列）の幅
歯列の幅は顔の横幅より狭い。指3本ほどの幅

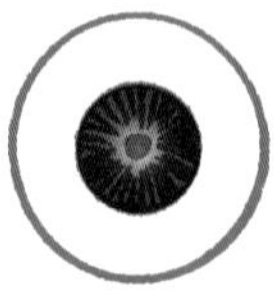

実は、眼球はピンポン球くらいの大きさでやわらかい

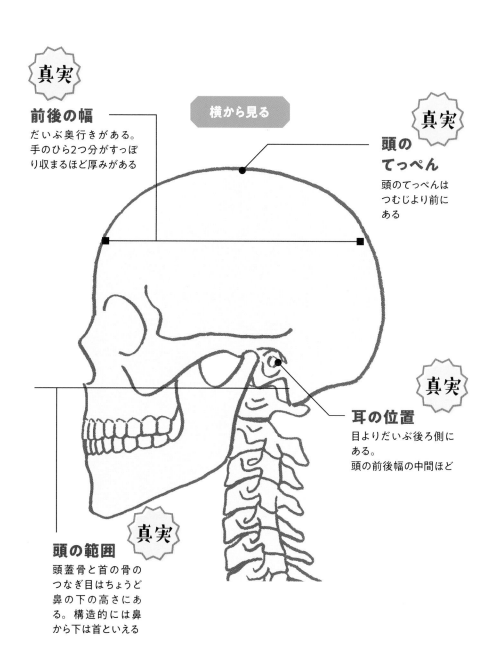

「頭」の構造を 知ってますか？

横から見る

真実

前後の幅

だいぶ奥行きがある。
手のひら2つ分がすっぽり収まるほど厚みがある

真実

頭のてっぺん

頭のてっぺんはつむじより前にある

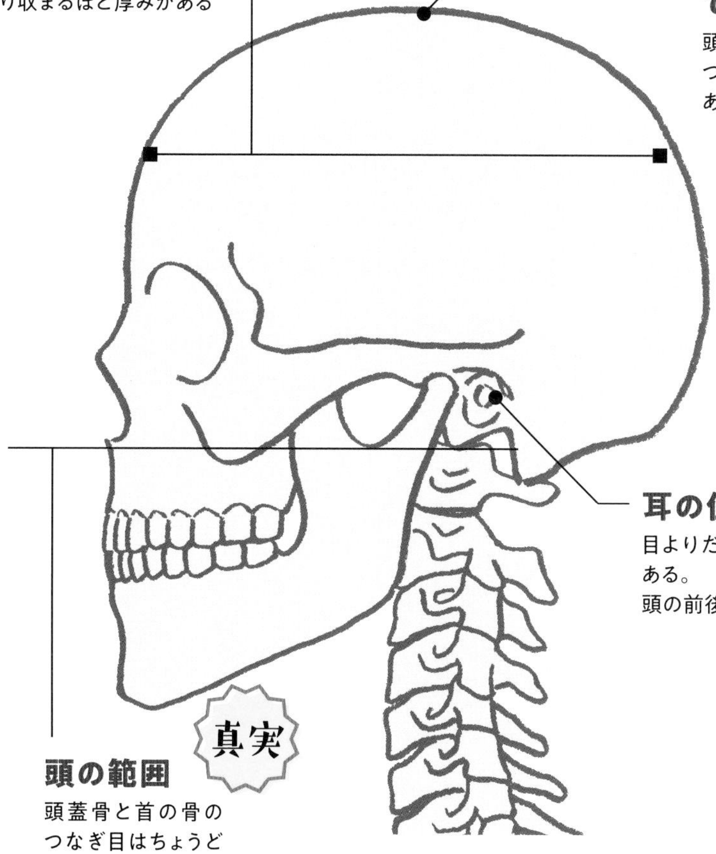

真実

耳の位置

目よりだいぶ後ろ側にある。
頭の前後幅の中間ほど

真実

頭の範囲

頭蓋骨と首の骨のつなぎ目はちょうど鼻の下の高さにある。構造的には鼻から下は首といえる

上から見る

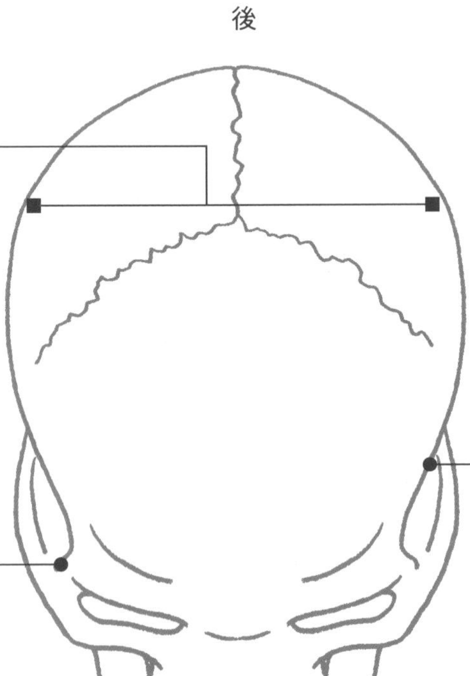

真実

頭の横幅

顔の横幅より頭の後ろ側のほうが横幅が広い

真実

目の横

目の横の骨は外側に出っ張っている

真実

こめかみ

こめかみはへこんでいる（肉で埋まっている）

真実

鼻と歯の位置

鼻より歯のほうが前にある

真実

あご（歯列）幅

だいぶ狭い

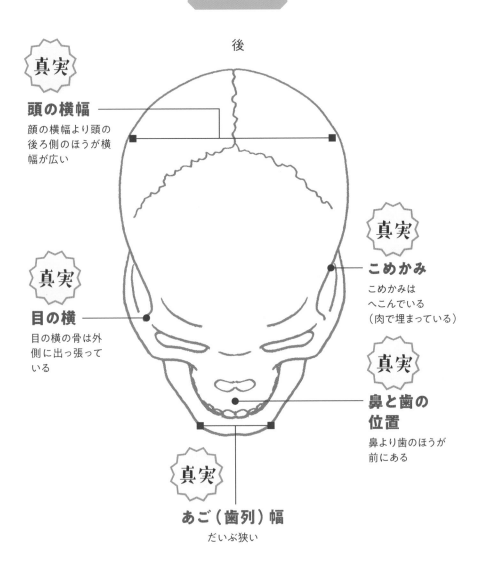

下から見る

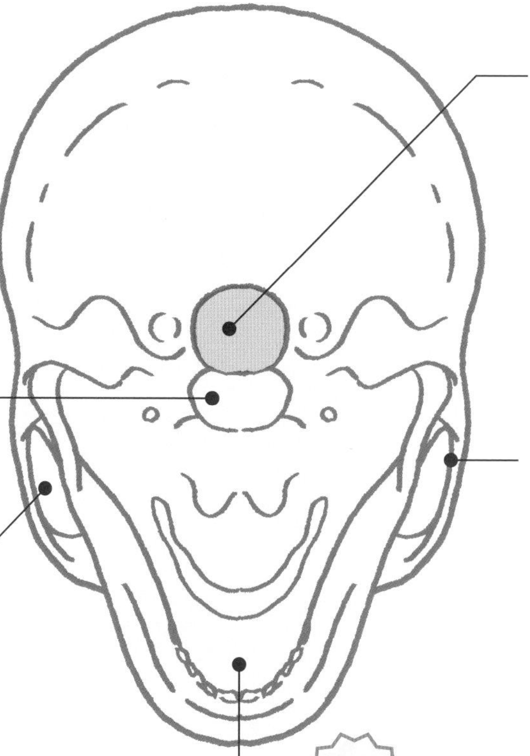
後
真実
頭の底
血管や神経が
通る穴以外は
ふさがっている
首の骨
頬骨
真実
頬骨の下
指3本が入るくらい
の空洞がある
真実
あごの骨
下あごの骨は受け皿が
なくスカスカ。肉で埋
まっている

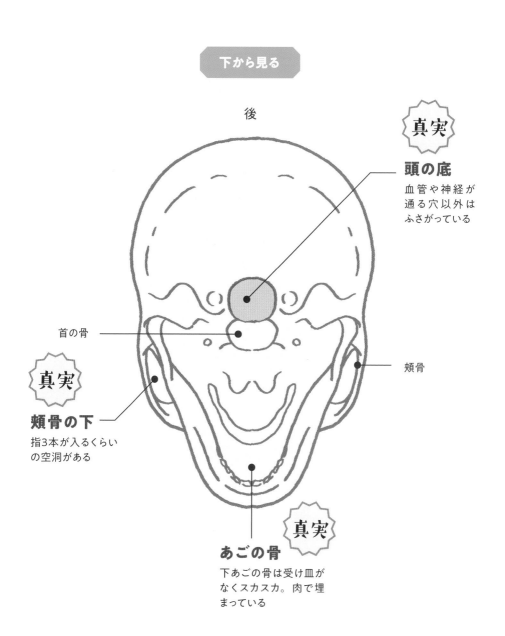

基礎知識 2

首根っこは「元電源」。力を抜くならココをリセット！

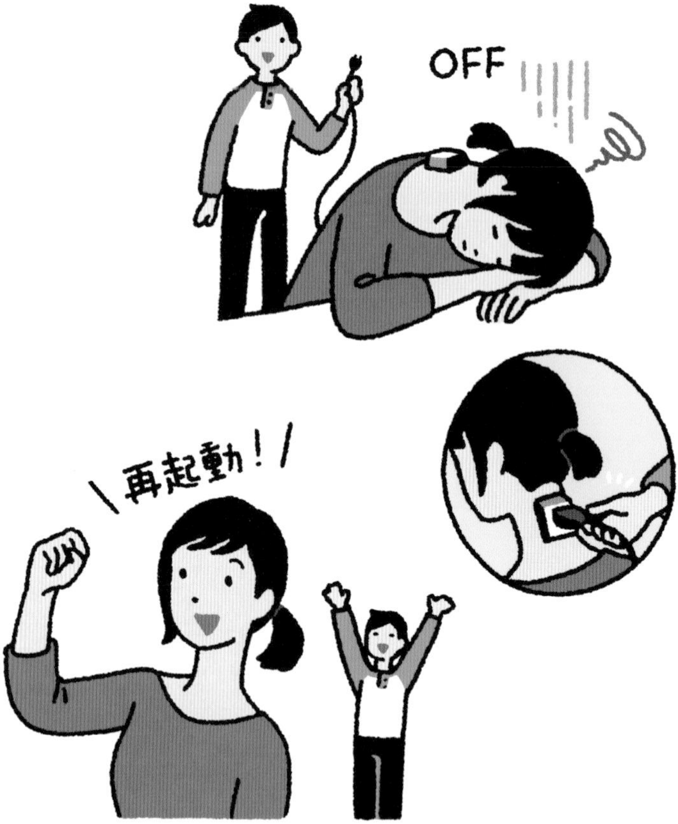

首根っこが電源オフ状態に！

頭の骨と首の骨のつなぎ目。ちょうど首の後ろあたりを**「首根っこ」**と呼んだりしますが、この部分を縮めて固めてしまうことが**「頭の無駄力」**を生みます。

首根っこは、たとえるなら**カラダ全体の元電源。ここが緊張してしまうと、動作に制限がかかり、よい動きをしようとしてもできません。**しかも、首は、頭とカラダをつなぐ唯一の「パイプライン」であり、重要な栄養や酸素、情報などの通り道です。頭の無駄力で首をすくめる状態になると、これらの流れにも悪影響が。元電源を入れて再起動しないと、なにも始まりません。

「首をすくめる姿勢」で停止《フリーズ》してしまう!

ごくありふれた首をすくめる不良姿勢。実はこの姿勢が動きを止めてしまう!

首をすくめる姿勢　＝　頭の無駄力が働く!

頭が「後ろに回転しながら、下に」いくと、必然的に首後ろが縮む状態に。P8で解説したように、首をすくめると動きに制限がかかり、よい動きに修正しようとしてもできません。

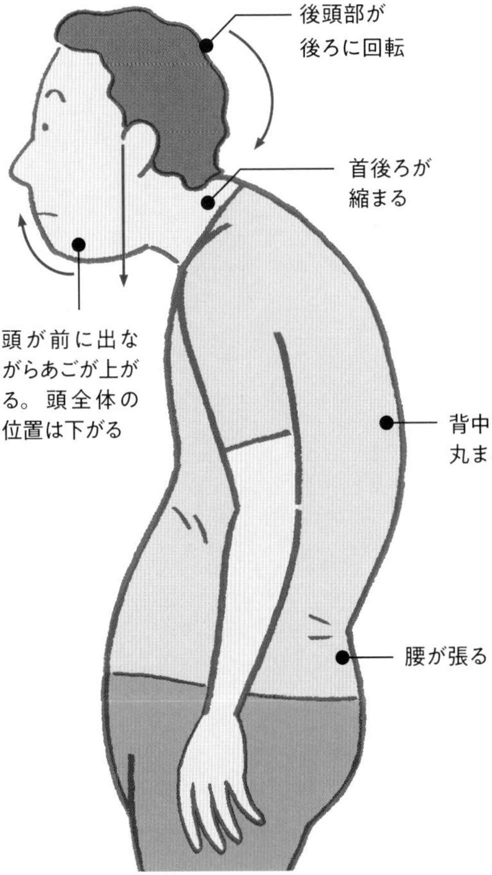

後頭部が
後ろに回転
首後ろが
縮まる
頭が前に出な
がらあごが上が
る。頭全体の
位置は下がる
背中が
丸まる
腰が張る

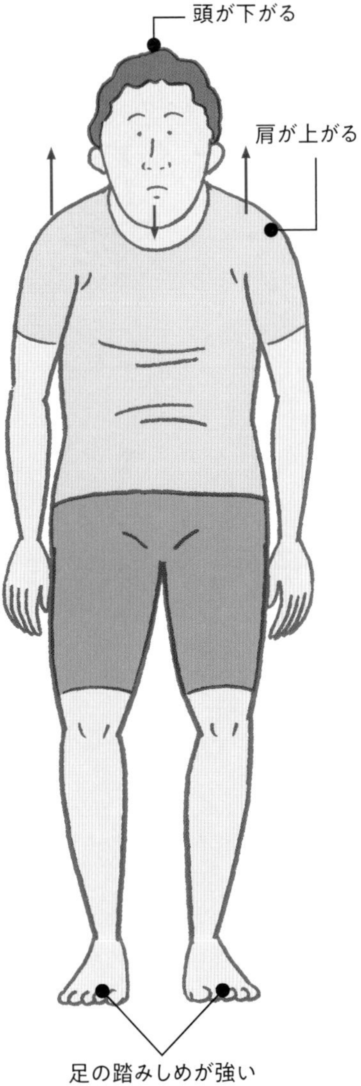

頭が下がる
肩が上がる
足の踏みしめが強い

首根っこは唯一無二のパイプライン！

首は、頭とカラダをつなぎ、生きていく上で重要な要素が行き来している！

首根っこのパイプラインは生命を守る「ライフライン」！

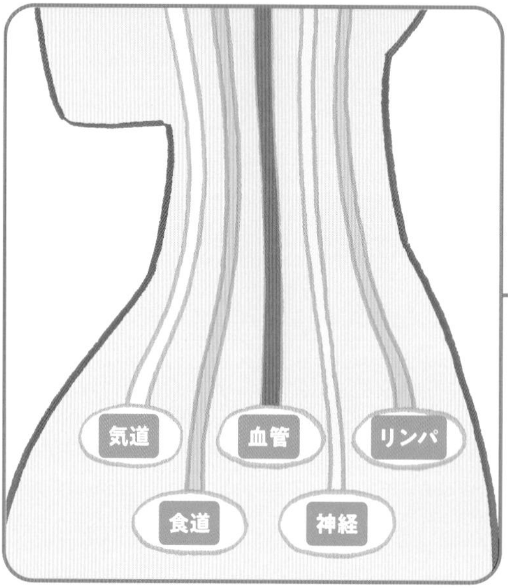

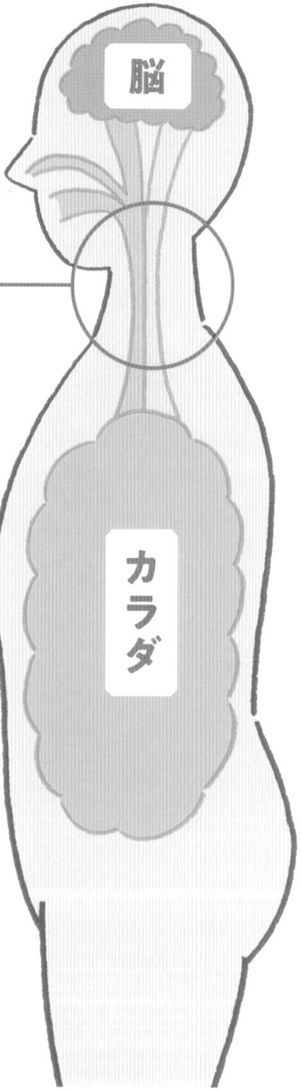

気道 肺と体外をつなぐ空気の通り道。ストレス系の不調は特に呼吸との関係が深い。

食道 口にした食べ物を胃に送る通り道。背骨の位置を自覚する目安（P74）として大事。

血管 重要な大きな血管があり、酸素や栄養、ホルモンなどが頭とカラダで行き来する。

神経 カラダのあらゆる器官、臓器に指令を送り、カラダの情報も脳へ送られる。

リンパ 老廃物や、免疫を司るリンパ球などが筋肉のポンプ作用によって運ばれる。

元電源がOFFなら、なにをしても無駄！

「頭の無駄力」が働いてしまうと、あらゆる問題が発生する！

パイプラインを圧迫

「頭の無駄力」状態

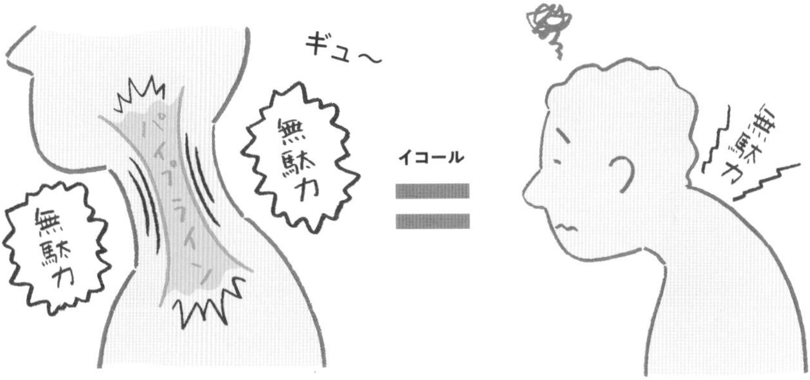

頭の無駄力がパイプラインを押しつぶす形に！

首をすくめて、首後ろが緊張して固まる！

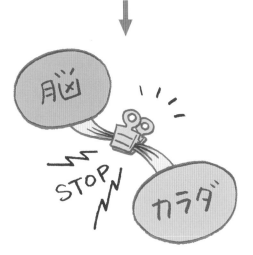

まるでホースにクリップをはめたようになる！

頭の無駄力が解放されないと元電源はOFF状態

不調や痛みを解消するために、姿勢や動作を修正しようとしても、頭の無駄力が解放されなければ、新しいプログラムには更新できません。元電源がOFF状態では、すべてがムダになってしまうのです。

基礎知識

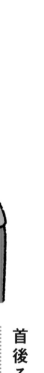

3

「びっくり反射」でカラダは首後ろから緊急停止する？

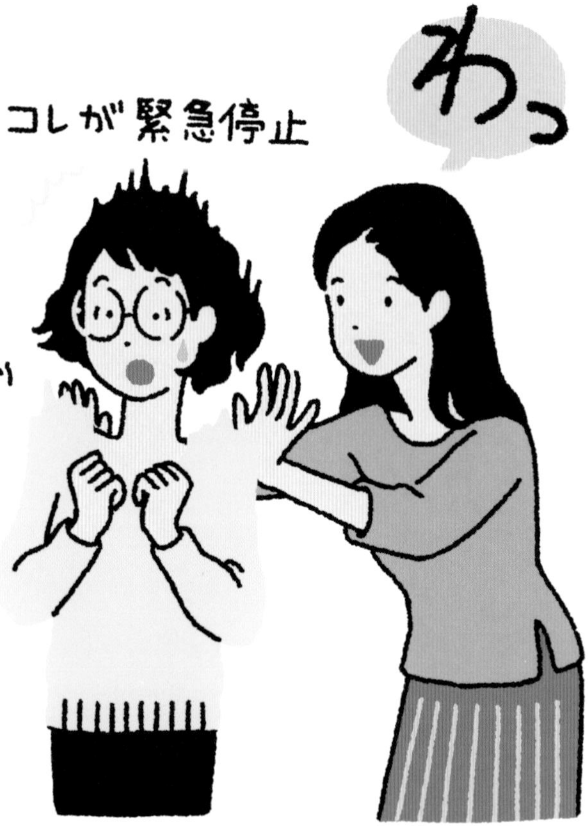

首後ろを固めるのは防衛本能

不意の危機に遭遇したり、驚いたりすると、だいたい首をすくめてカラダを縮こませて固めますよね？　緊急停止ともいえるこの反応は、身を守ろうとする動物の本能。この反応は一部では**「びっくり反射」**と呼ばれています。人間は、**危機に対する防衛本能として、首後ろを縮めて固まる習性が**あると考えられます。

そして、**この反射は、日常のストレスでも同様に起こります。**大きな不安や悩みがあると、カラダは無意識に首をすくめて縮こまっているはず。まさに「頭の無駄力」が働いてしまっている状態です。

「びっくり反射」は動物の本能！

首後ろの緊急停止は、身を守るための防衛本能！

親猫にくわえられた子猫は動かない！

緊急停止

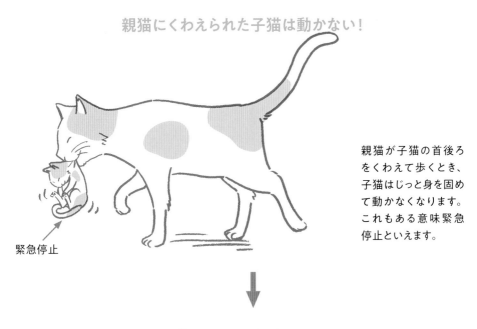

親猫が子猫の首後ろをくわえて歩くとき、子猫はじっと身を固めて動かなくなります。これもある意味緊急停止といえます。

人間の「びっくり反射」も同じ原理

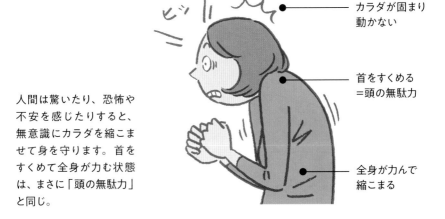

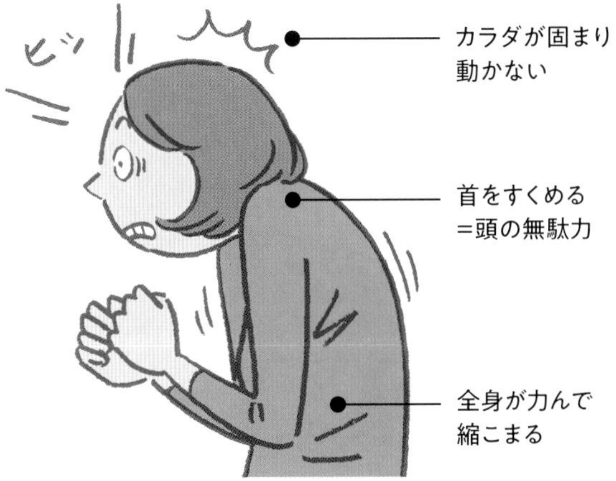
カラダが固まり
動かない
首をすくめる
＝頭の無駄力
全身が力んで
縮こまる

人間は驚いたり、恐怖や不安を感じたりすると、無意識にカラダを縮こませて身を守ります。首をすくめて全身が力む状態は、まさに「頭の無駄力」と同じ。

無意識のうちに緊急停止している？

「びっくり反射」は緊急時だけでなく、日常的に起こっている！

ネガティブなイメージで「びっくり反射」に！

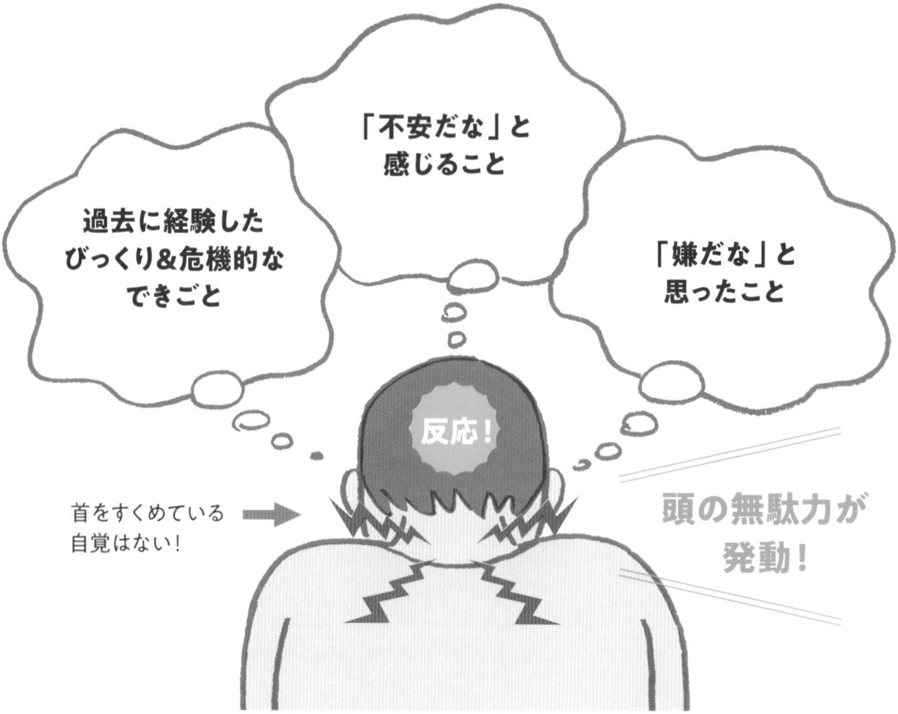

過去に経験した
びっくり&危機的な
できごと
「不安だな」と
感じること
「嫌だな」と
思ったこと
反応！
首をすくめている
自覚はない！
頭の無駄力が
発動！

首をすくめて固める姿勢　＝　緊急停止

「びっくり反射」の緊急停止は自覚なしで発動！

日常生活におけるネガティブなできごとにも、人間は無意識に反応しています。嫌なことや不安なことがあったとき、人は胸を張って上を向くことはほとんどなく、少し首をすくめてカラダを縮こませているはず。これも緊急停止の状態です。

反射プログラムをリセットする!

無意識に反応してしまう「びっくり反射」のプログラムを解除する!

びっくり反射で頭の無駄力が発動。緊急停止状態でムリに動くからツライ!

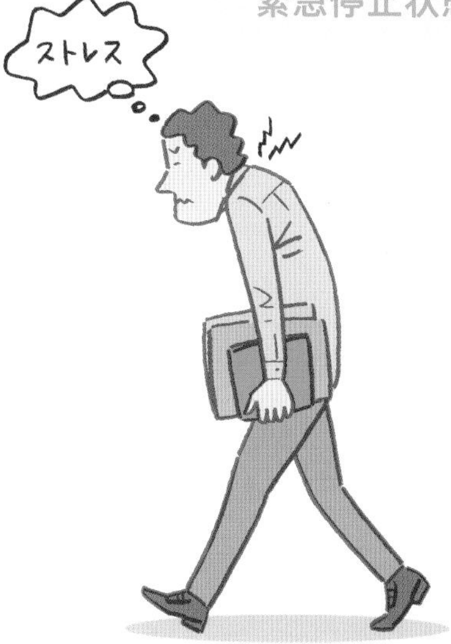
ストレス

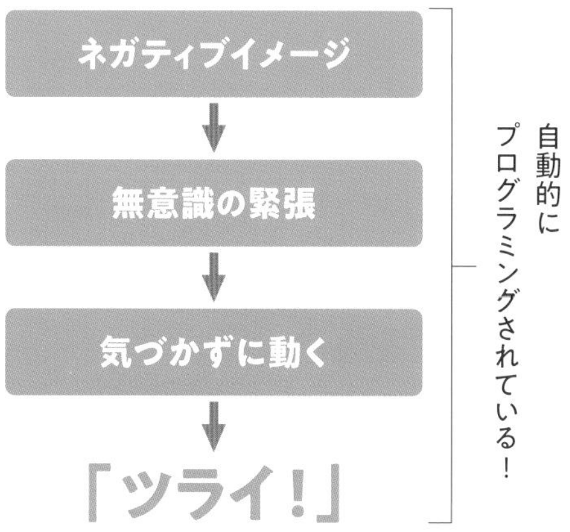
ネガティブイメージ
無意識の緊張
気づかずに動く
「ツライ!」
自動的にプログラミングされている!

まずは「頭の無駄力」に気づくことが第1歩!

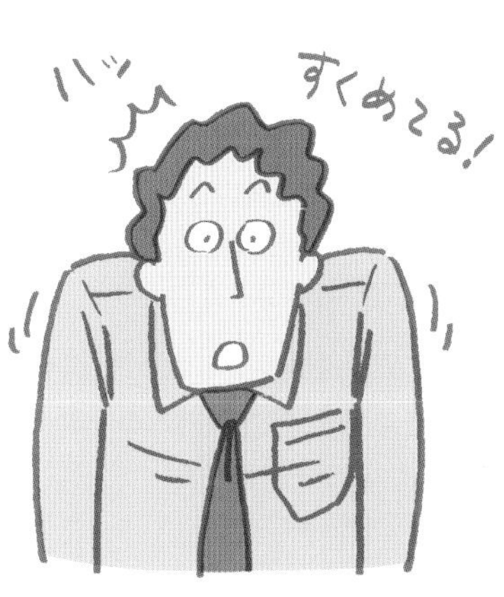
ハッ
すくめてる!

ストレスによって緊急停止状態になったカラダのまま、ムリに動こうとすればそれだけ負担が大きくなります。まずは、反射的に反応してしまう「頭の無駄力」に気づくことが大事。自覚することで、改善の道が開けます。

基礎知識

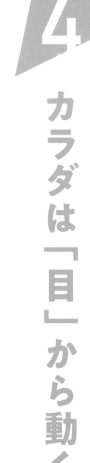

4

カラダは「目」から動く！

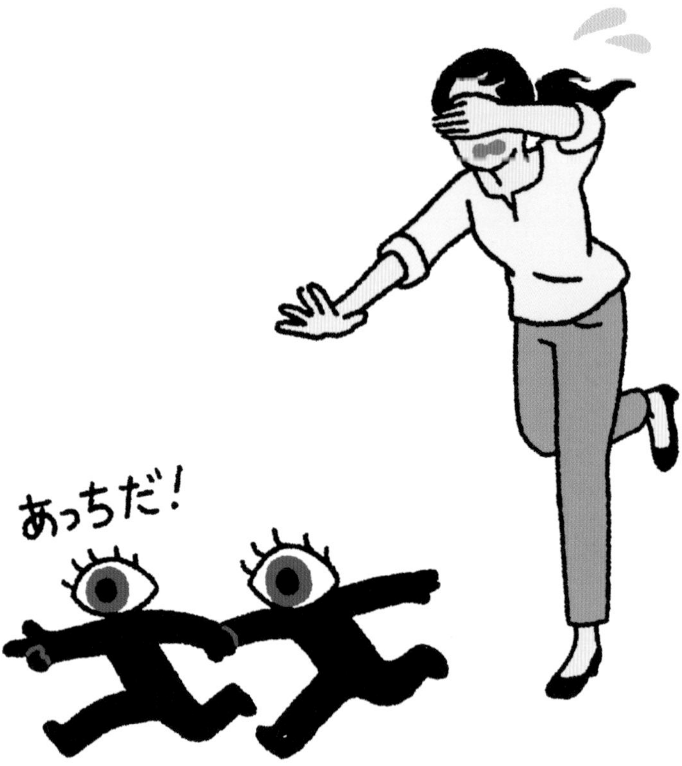

一点凝視は頭の無駄力を生む

人間が行動を起こすとき、大概は**目で目的の対象をとらえてから動き出します。**しかも、現代社会は都市化が進み、遠い風景をぼんやり眺める機会が少なくなってきています。

デスクワークでパソコンを凝視し続けたり、暇さえあればスマホを眺めたり、**近くのものを一点集中でハッキリ見つめ続ける**ことが多くなっています。

視点を固定して安定させるには、首後ろの筋肉を固めなければいけません。つまり、頭の無駄力が働いてしまうということです。

現代社会は「目」への負荷が高い！

私たちは、知らないうちに目を酷使している！

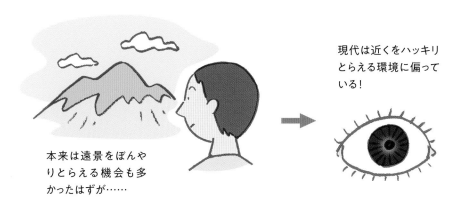

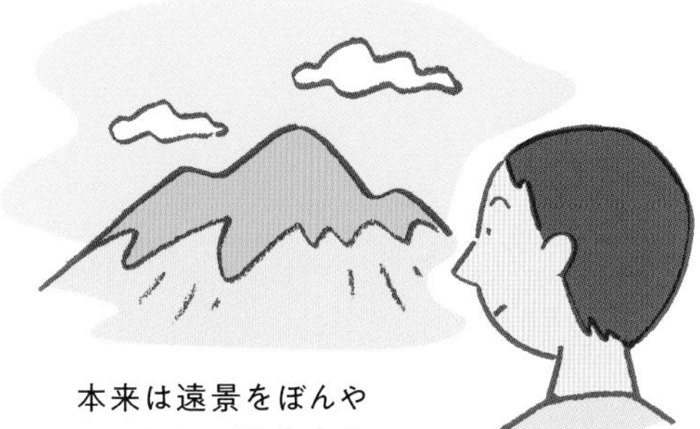

本来は遠景をぼんやりとらえる機会も多かったはずが……

現代は近くをハッキリとらえる環境に偏っている！

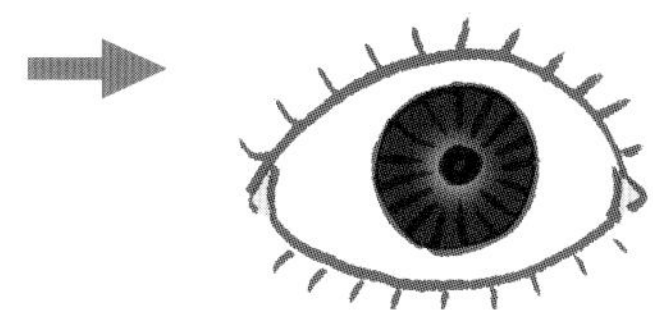

現代社会の「近くをハッキリ」環境

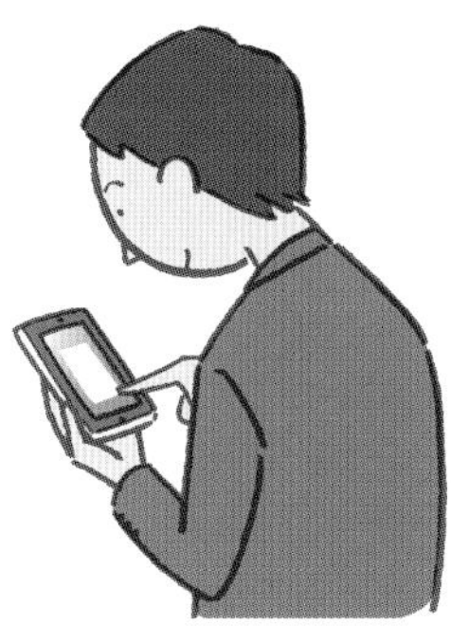

小さなスマホ画面を見続けている

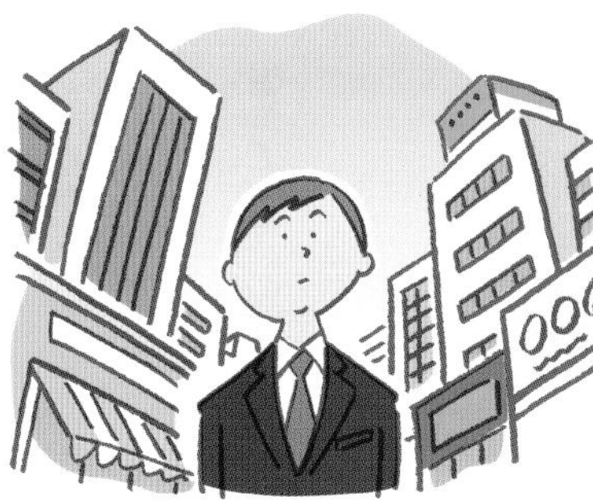

都市化が進んで近景に囲まれている

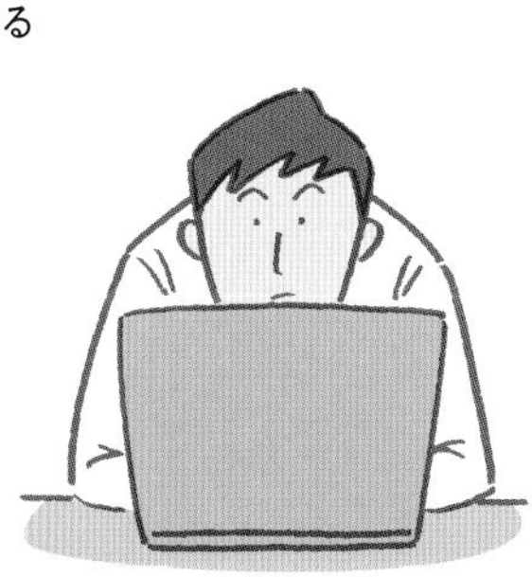

一日中デスクワークでパソコンと向き合う

目の酷使は「頭の無駄力」につながる!

視点を安定させようとすると、頭の無駄力が働いてしまう!

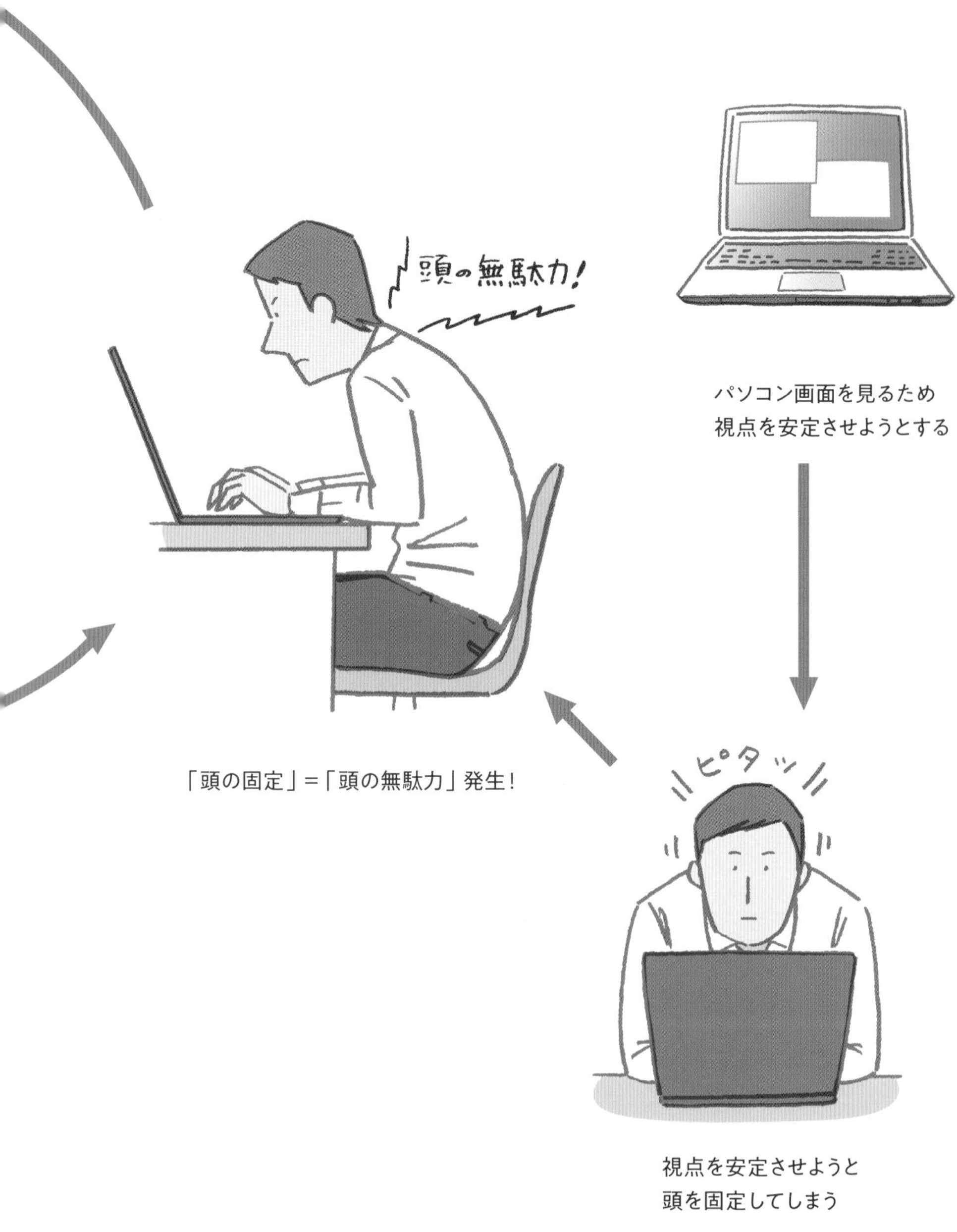
頭の無駄力!
パソコン画面を見るため
視点を安定させようとする
ピタッ
視点を安定させようと
頭を固定してしまう
「頭の固定」=「頭の無駄力」発生!

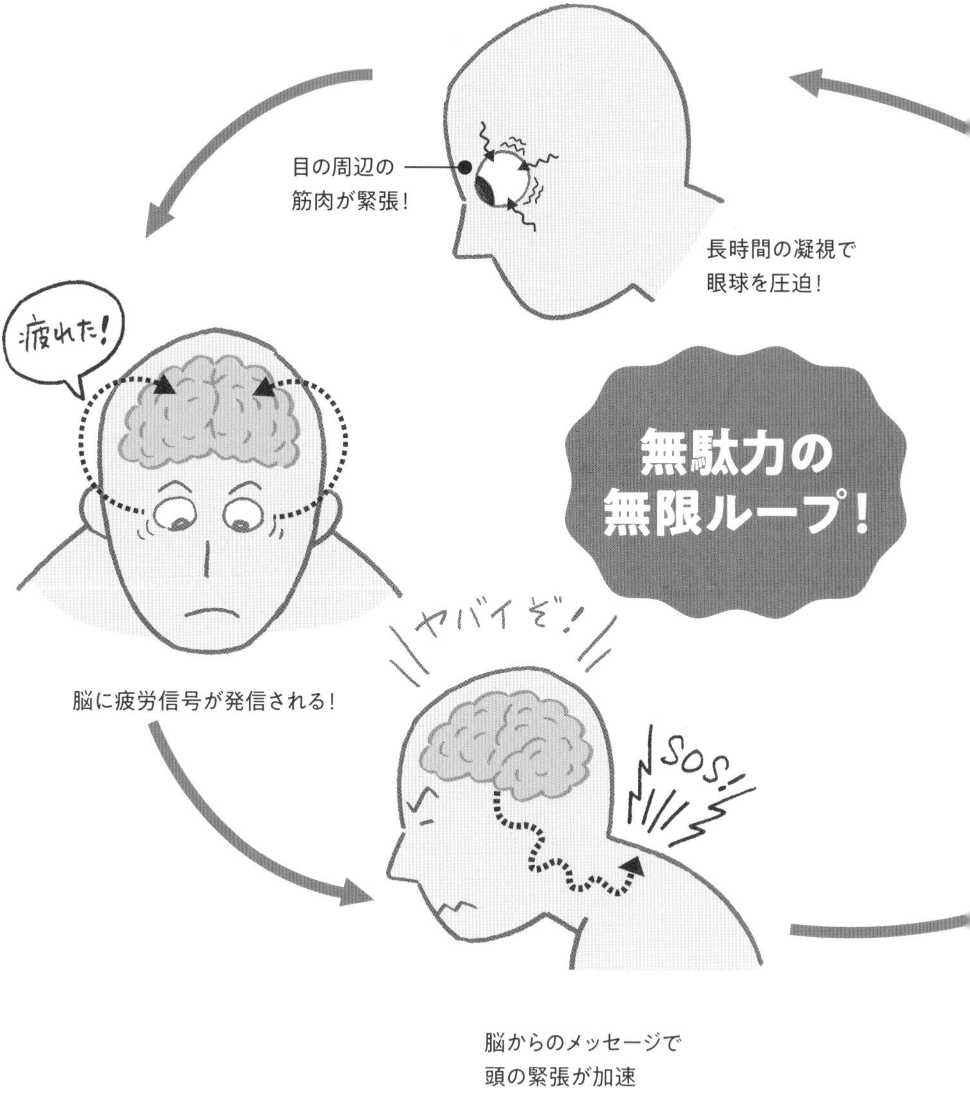
目の周辺の
筋肉が緊張！
長時間の凝視で
眼球を圧迫！
疲れた！
無駄力の
無限ループ！
脳に疲労信号が発信される！
ヤバイぞ！
SOS!
脳からのメッセージで
頭の緊張が加速

「視点の固定」は頭を固定させる！

視点を安定させようと、頭を固定してしまうことがあります。頭を固定するのは、首後ろの脊柱起立筋。この筋肉が長時間固まることは、首後ろの緊張＝頭の無駄力を生むことに。そこから肩こりや腰痛などさまざまな不調につながります。

基礎知識 5

五感は「頭」で感じている！

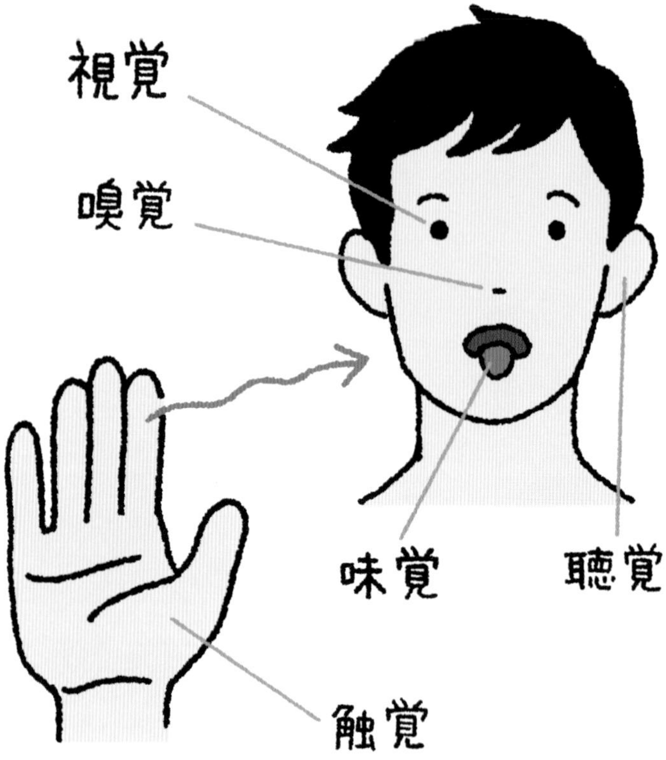

全身の感覚が頭に集中！

人間は、視覚・聴覚・嗅覚・味覚・触覚、いわゆる**「五感」という感覚センサー**を常に働かせながら生活しています。

面白いことに、**これらの感覚器官は頭と首のつなぎ目、つまり頭の無駄力が生じる部分の高さに集中**しています。触覚は全身に網羅される感覚ですが、結局は脳に情報が戻ってくるため、五感は頭で感じているといえます。

全身の感覚が頭に集中するため、多くの場合、**「頭のなかに小さな自分が住んでいる」**ような状態（P39のイラスト参照）になっていることもあります。

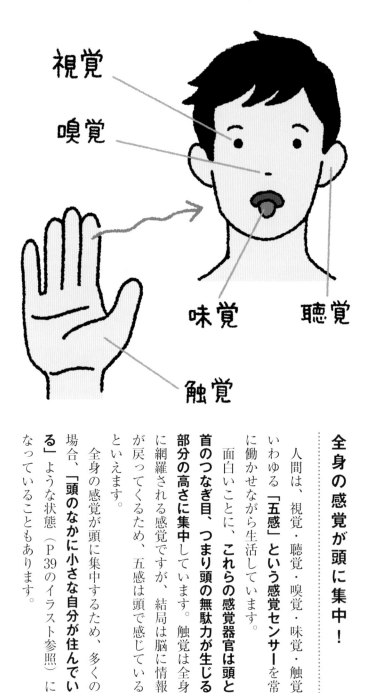

感覚センサーの中枢は頭と首のつなぎ目に集中!

骨格で見てみると、頭と首のつなぎ目の水平面に感覚センサーがある!

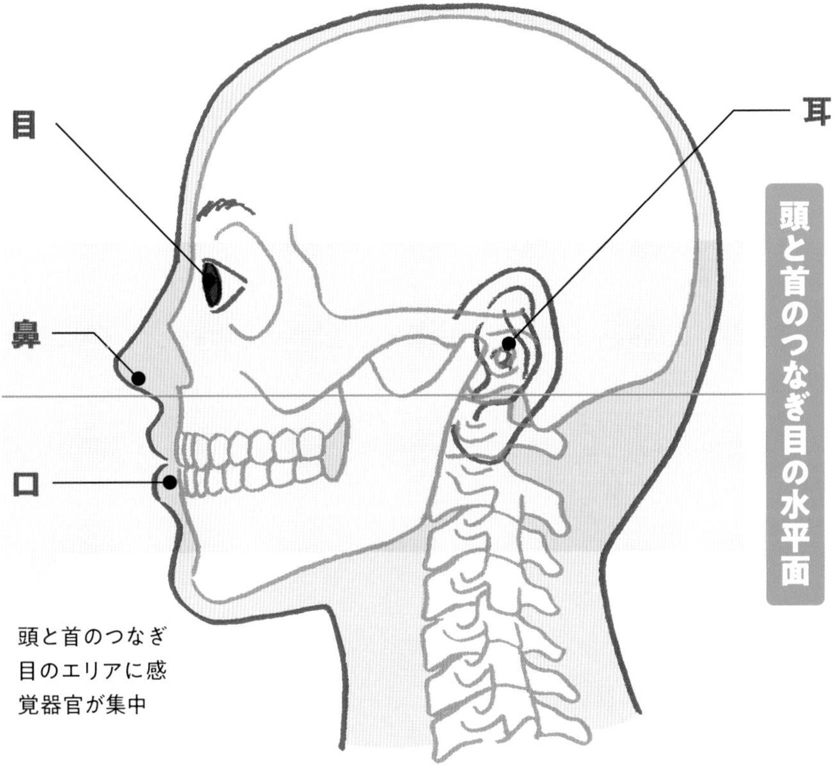

目や鼻、口、耳は、なぜか頭と首のつなぎ目に集まっている

頭の無駄力が生じるのは、頭と首のつなぎ目の部分。その水平面の高さには、目や鼻、口、耳という感覚器官が集まっています。自分の基本的な意識の位置、身体感覚のイメージの中心は、ココに置いているケースが多いと考えられます。

感覚は「頭」に集まり、人間はそこに住んでいる!

普段、自分の意識を置いている場所は、「頭」ではありませんか?

あらゆる感覚の情報も「頭」に集められる!

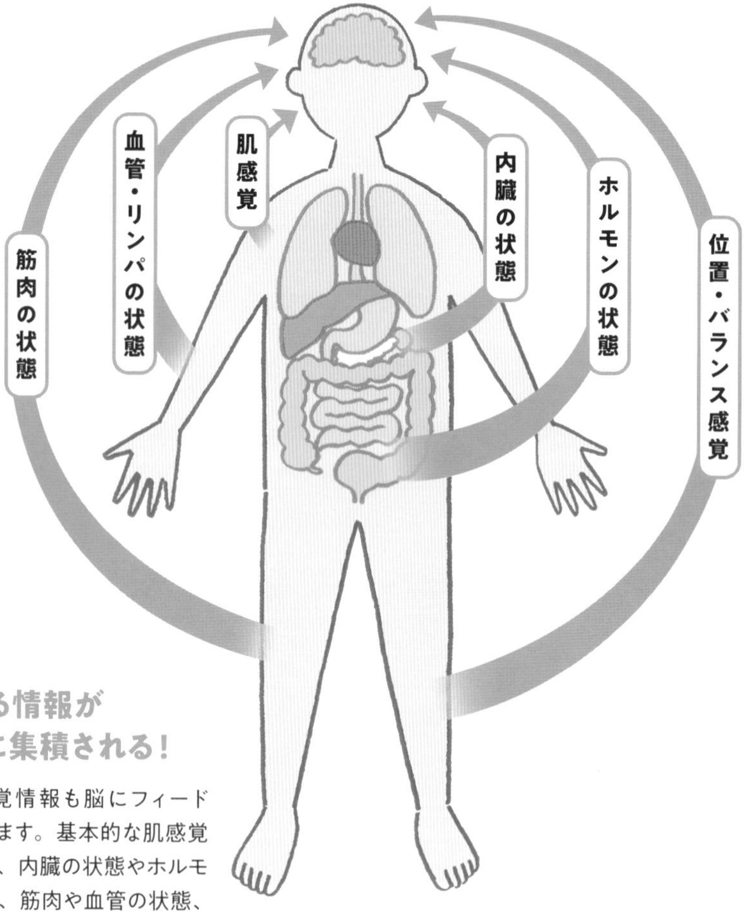
筋肉の状態
血管・リンパの状態
肌感覚
内臓の状態
ホルモンの状態
位置・バランス感覚

その他、あらゆる情報が「頭」に集積される!

全身の感覚情報も脳にフィードバックされます。基本的な肌感覚はもちろん、内臓の状態やホルモンバランス、筋肉や血管の状態、カラダの位置やバランス感覚の情報など、あらゆる情報が頭に集められます。

ある意味、頭のなかに「小さな自分」が住んでいる！

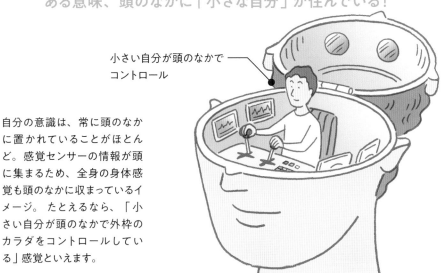

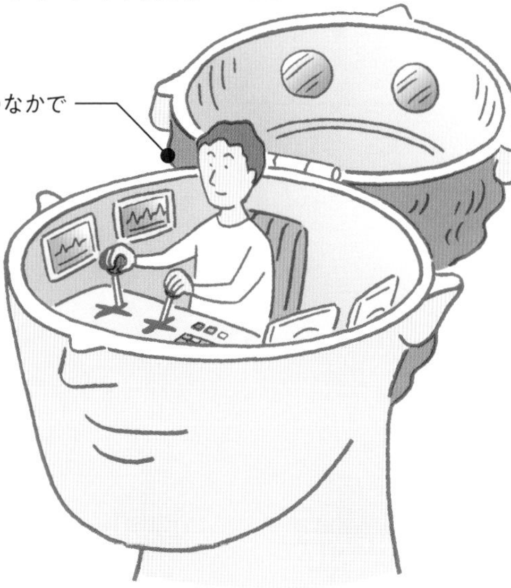

自分の意識は、常に頭のなかに置かれていることがほとんど。感覚センサーの情報が頭に集まるため、全身の身体感覚も頭のなかに収まっているイメージ。たとえるなら、「小さい自分が頭のなかで外枠のカラダをコントロールしている」感覚といえます。

頭の無駄力で操縦者に非常事態発生！

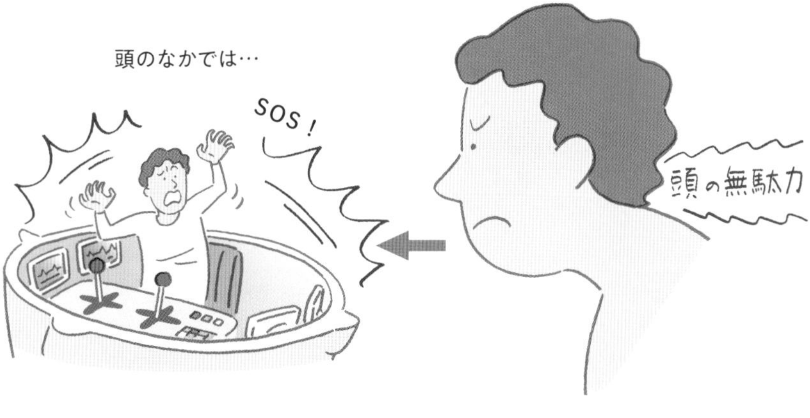

頭の無駄力が生じている場合、頭のなかの「小さな操縦者」は危機を察知し、SOSを発信します。すると、カラダもそのSOSに反応し、全身の各所も緊張して無駄力が発生。やがて不調や痛みへとつながっていきます。

基礎知識 6

頭に集められたデータがカラダにエラーを引き起こす!?

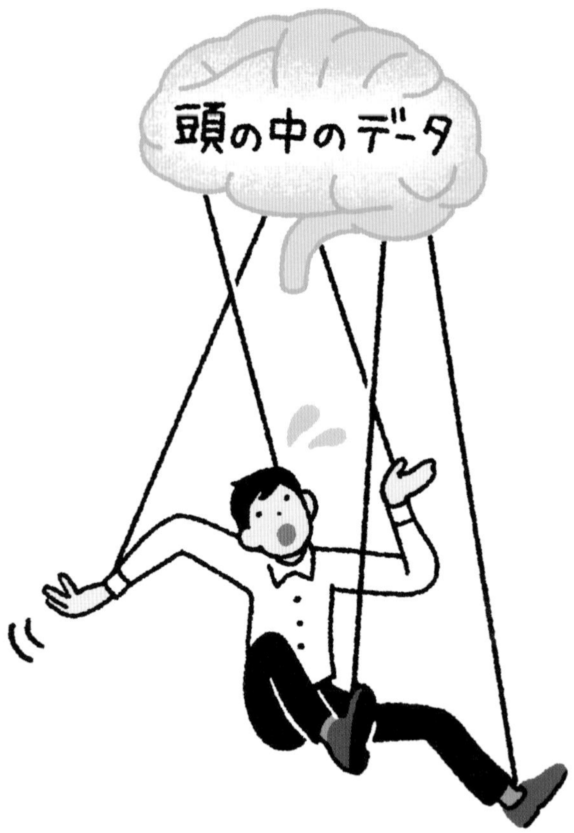

動作はプログラムされている

人間は歩くとき、歩き方の動作をいちいち考えながらコントロールすることはありません。このように、**人間の動作は、ある程度プログラミングされており、慣れた動きは自動的にできる**ようになっています。

しかし、そのプログラムのデータは、5～6歳までに構築され、大人になってもそのままになっていることがほとんど。**悪い動きも修正されていないため、姿勢や動作にエラーが起こってしまいます。**データを修正しようとしても、頭の無駄力がかかっていると、**動作に制限が生じ、データの更新を拒否されてしまう**のです。

動きのクセはオートプログラム!

人間は、目的に向かって動作を起こしているとき、実は無意識!

意識だけが先に向かってしまう

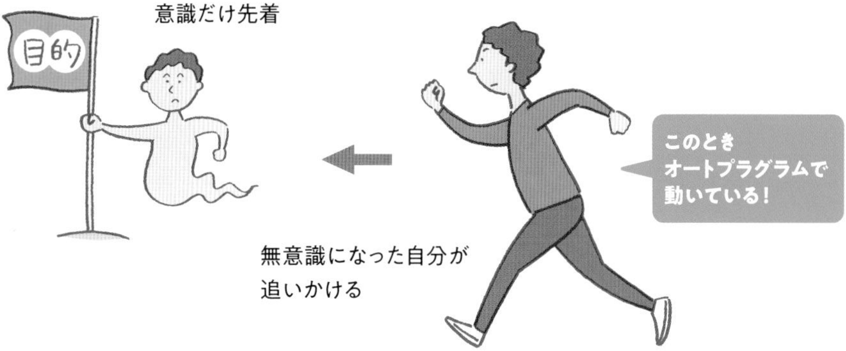
意識だけ先着
目的
このとき
オートプラグラムで
動いている!
無意識になった自分が
追いかける

5~6歳までにデータができてしまう

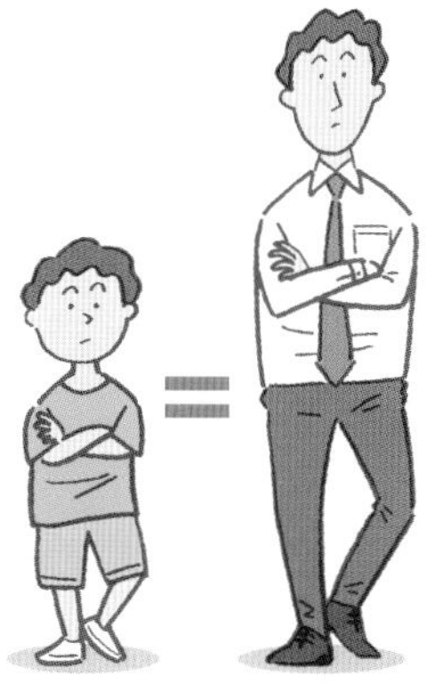

大人になっても
基本的な動きのクセは
子どもの頃と同じ!

子どもの頃のプラグラムがいまだ有効!?

人間は、目的に向かって動くとき、意識だけが先着してしまい、無意識になったカラダがそのあとを追いかけていきます。このときの動きはオートプログラム。このプログラムは5~6歳までに構築され、大人になっても更新されないことがほとんどなのです。

習慣が無意識のクセを生み出す!

日常動作のなかには、多くのオートプログラムの動きがある!

無意識の動きのクセを探してみよう!

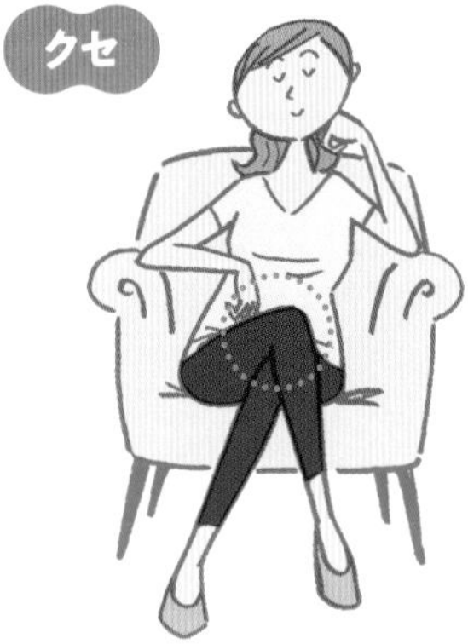

脚を組むとき、
いつも同じ脚
を上にしている

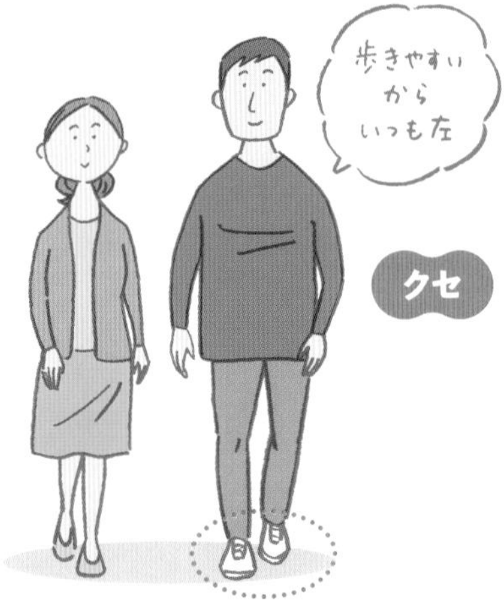

人と一緒に歩くとき、左右の
立ち位置が決まっている

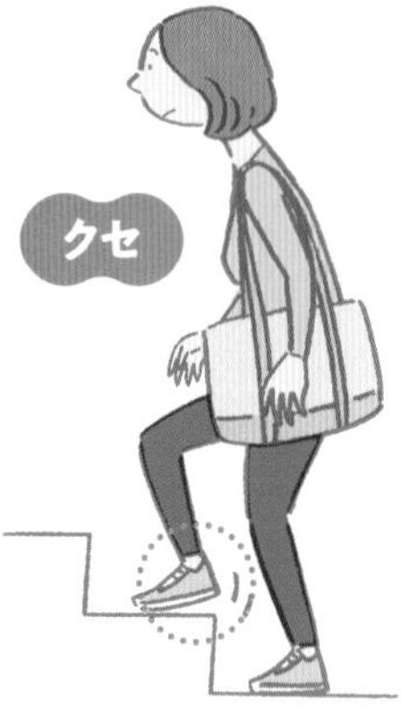

階段を上るとき、
始めの1歩はいつ
も同じ脚

間違ったデータも「生きているからOK」と認識

「動きのクセ」は、多少しんどく感じるような動きでも「今、生きているから大丈夫。変える必要なし!」と判定され、長年くり返していくうちにプログラム化されます。そのまま放置し、無意識で動き続けているために不調や痛みにつながるのです。

頭の無駄力がデータの更新を拒絶！

頭の無駄力は、正しい動作の修正プログラムを拒絶してしまう！

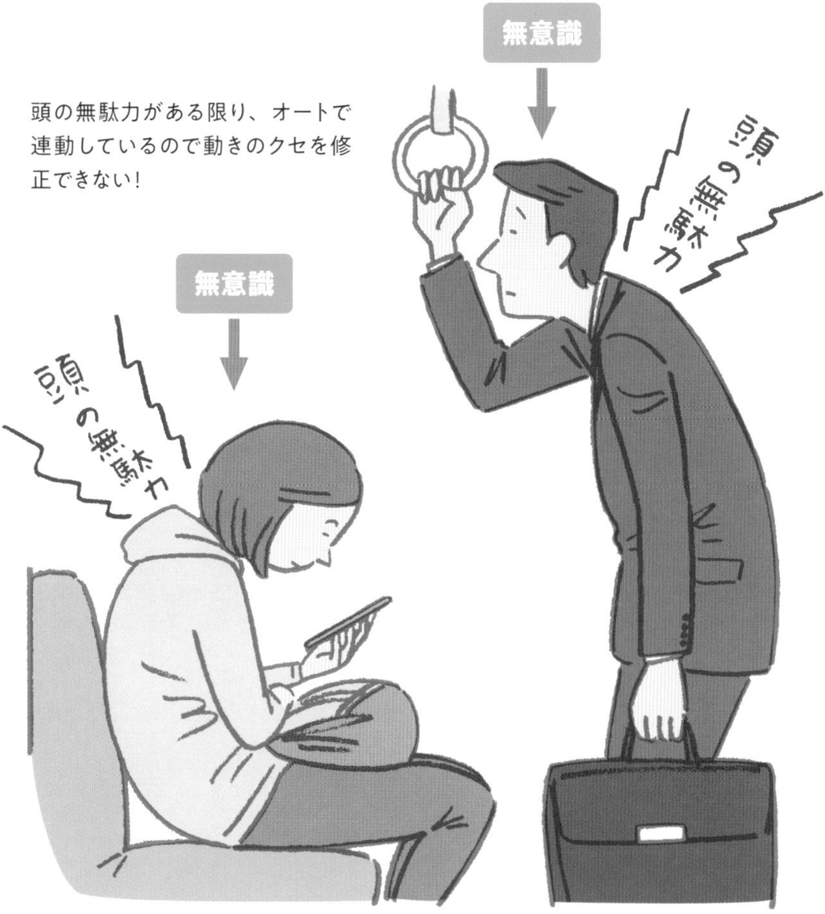
無意識
頭の無駄力
頭の無駄力がある限り、オートで連動しているので動きのクセを修正できない！
無意識
頭の無駄力

頭の無駄力を解放しないとなにもできない

頭の無駄力は、緊張によってカラダを縮こませ、動作に制限をかけてしまいます。その制限がかかった状態では、いくら正しい動きを実践しようとしてもできません。まずは、頭の無駄力を解放し、その後に修正をかけることが有効です。

基礎知識

7

カラダは全部「脳」である！

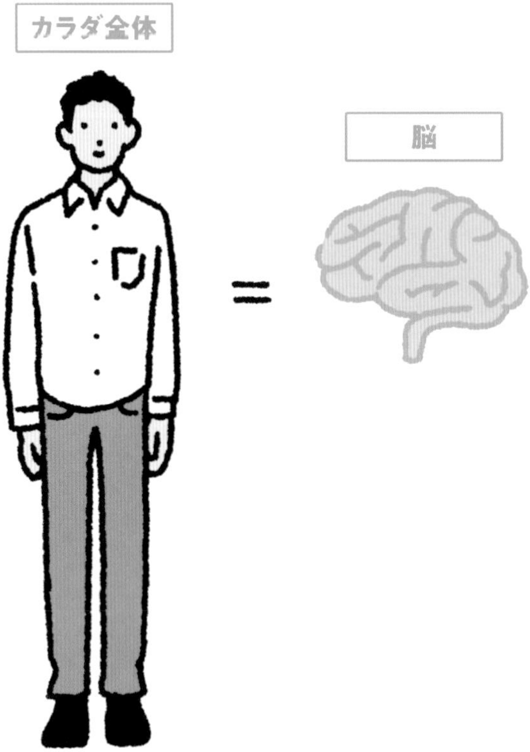

カラダ全体が心をつくる

心の変化は、脳の働きによって生まれると思われがちです。しかし、前述したように、**カラダからの情報は脳にフィードバックされ、脳もその情報に左右されます。**

お腹がすごく痛むのに、心はハッピーな人はいないはず。つまり、心というのは、脳であり、**脳はカラダからの影響を受けている**ということ。言い換えれば、カラダは全部「脳」なのです。

ですから、**心をハッピーにさせたい場合、カラダからアプローチする**ことも理になっているのです。カラダをリラックスさせれば、心も爽快になります。

脳もカラダもひとつの同じ感覚器官

脳が感じとる感覚のセンサーは、カラダ全体に網羅されている！

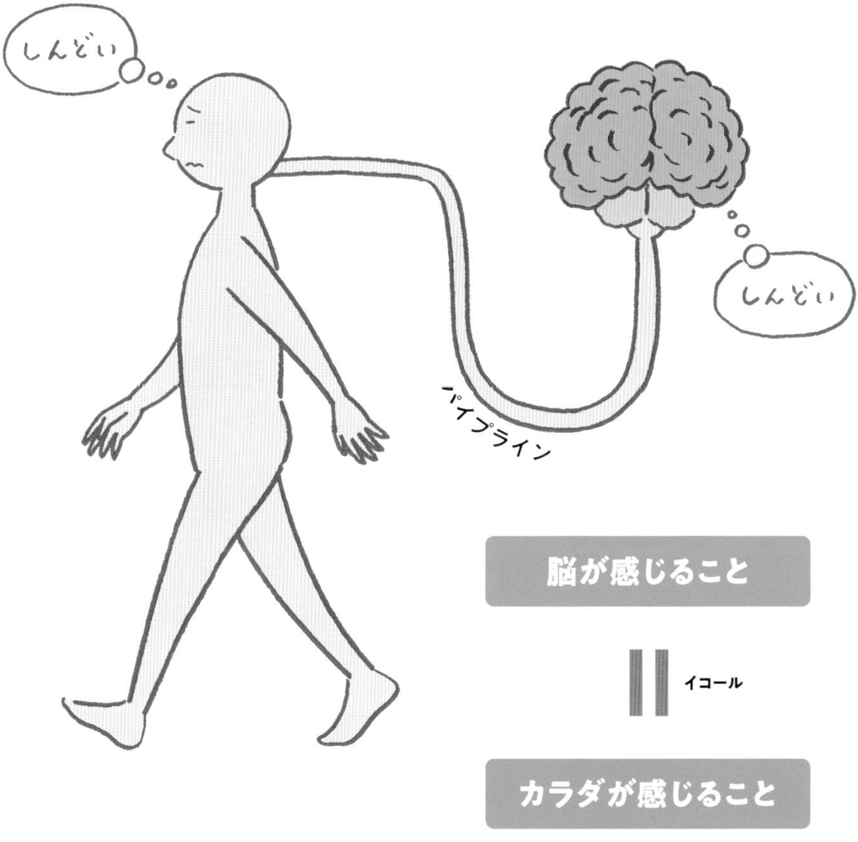

結局は脳もカラダとひとつにつながっている

カラダが感じとる感覚のセンサーは全身に広がっており、同時に全身の感覚情報は脳に集められます。脳が感じること、カラダが感じること、それぞれパイプラインを通じて互いに伝え合いながら、心身の状態が形成されていくのです。

脳とカラダは双方向の関係である！

脳から指令が出され、カラダは情報をフィードバックする！

脳→カラダ、カラダ→脳の情報交換

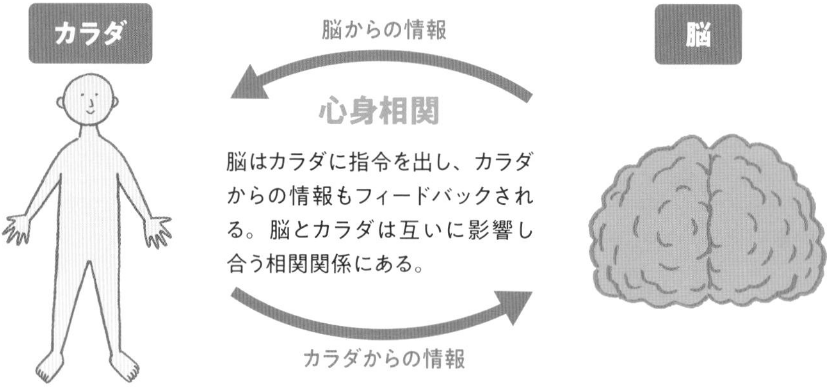
カラダ
脳からの情報
脳
心身相関
脳はカラダに指令を出し、カラダからの情報もフィードバックされる。脳とカラダは互いに影響し合う相関関係にある。
カラダからの情報

感じ方が変われば、動かし方も変わる！

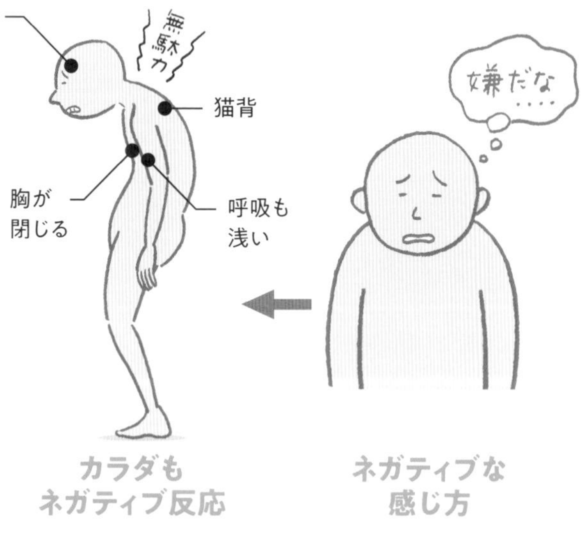
頭も下に下がる
無駄力
猫背
嫌だな……
胸が閉じる
呼吸も浅い
カラダもネガティブ反応
ネガティブな感じ方

ストレスに対するとらえ方は、カラダの反応にも現れます。心がネガティブだと、必然的にカラダもネガティブに反応します。 その緊張状態が長く続くと、やがて痛みや不調へと発展してしまうのです。

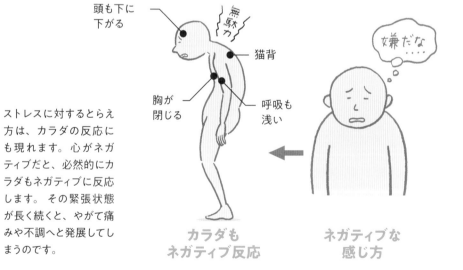

脳は直接いじれないが、カラダからアプローチできる!

頭ふんわりで解放！
ポジティブマインドに！

頭の無駄力で
ネガティブマインド

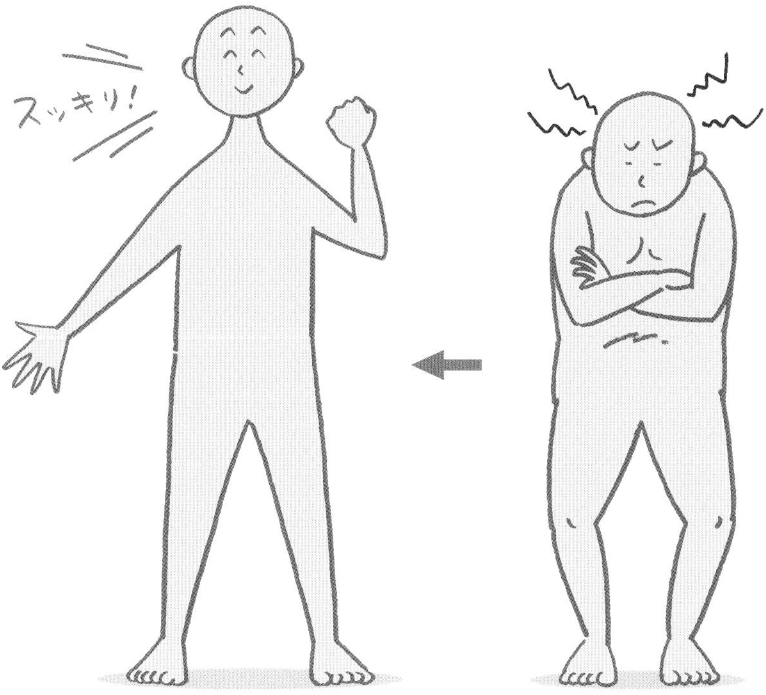

本書の「頭の無駄力」解放メソッドで
カラダからアプローチ!

「頭の無駄力」は「心の無駄力」を生む!

カラダのネガティブな反応は、脳へと伝えられ、さらなる負の悪循環を生みます。痛みや不調で心は沈み、またその悩みは増幅。悪循環を止めるには、カラダからのアプローチも有効です。頭の無駄力を解放させることで、心もポジティブに変化できます。

「アレクサンダー・テクニークって、近代医学から見ると、実際どうなの？」

著者であるアレクサンダー・テクニーク教師の木野村朱美氏と、順天堂大学医学部解剖学元教授・保健医療学部特任教授である坂井建雄先生の対談です。有効な伝統医学である一方、ユニークなメソッドでもあるアレクサンダー・テクニークが、解剖学的にはどう見えるのか率直に聞いてみました。

木野村「坂井先生は、アレクサンダー・テクニーク（P10）のような理論をどのようにとらえているのでしょうか？」

坂井「イメージや思い込みのエラーを修正して、カラダの使い方を改善するというのは、私個人としては有効であろうと考えます」

木野村「そういっていただけると、うれしいです。近代医学の観点でいえば、科学的なエビデンスがない部分もかなりあるのではないかと」

坂井「たしかに解剖学的に事実から飛躍しているな〜と思う部分もありますよ（笑）。ただ、それに私があれこれ指摘するのは有害無益かも知れないと思うんです」

木野村「と、いいますと？」

坂井「西洋医学も18世紀までは、ヒポクラテスなどの時代から続いてきた古代の医学が使われていて、科学的な事実の検証を基にした近代医学が発展してきたのは19世紀になってから。しかも急激に医学が進歩したのはここ50年くらいのことなんです。病気の原因を科学的に突き止め、その原因を取り除くことが治療の基本的な考え方ですが、やはりいまだに未知の部分も多い。すべてにおいて近代医学が絶対であるという認識は、むしろ正しくないと私は思っているんです」

木野村「お医者さんなのに、そんな考えをお持ちとは……」

坂井「原因がわかっている病気に対しては、近代医学は最も有効だといえますが、それがすべてではないんです。たとえば腰痛。原因が特定できる腰痛は全体の15％しかなく、あとの85％は原因不明です。そんなときに、伝統医学の力を役立てることはアリだと思います。そして、アレクサンダー・テクニークも伝統医学の延長線上にあるものだと」

木野村「なるほど、アリなんですね！」

坂井「近代医学も伝統医学も目的は同じ。患者さんがよくなってくれれば、それでいいんです」（P70対談②に続く）

第2章

不調を改善する
ためには、
「頭」を解放する！

不調と頭 1

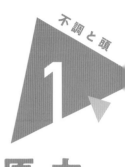

力を抜けない現代人。原因は「頭」にアリ！

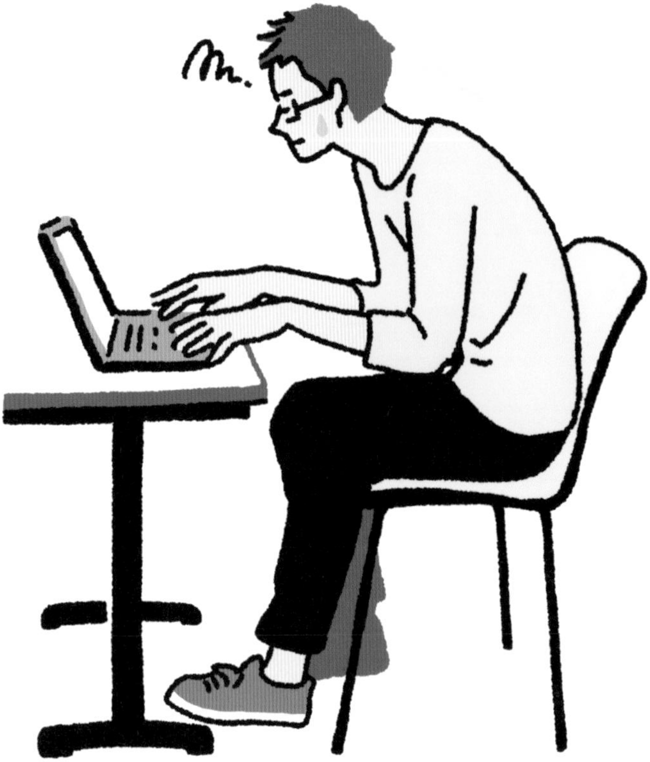

休めたくても休めない！

現代人は、力を抜こうとしてもなかなか抜けません。日々の生活に追われ、仕事もプライベートも**「ちゃんとしなければいけない」**という思いが、無意識のストレスになっているため。**頑張れば頑張るほど、首をすくめるような姿勢になり、「頭の無駄力」が生まれます。**

また、無意識の動きのクセ、イメージと実際の動きのズレ、さまざまな約束やしばりが、さらなる緊張を生みます。リラックスしようにも、**そもそも力の抜き方を知らない**のが問題。脱力できるようにするためには、意識を変えることが大切です。

～力を抜けない理由～

そもそも正解を知らない

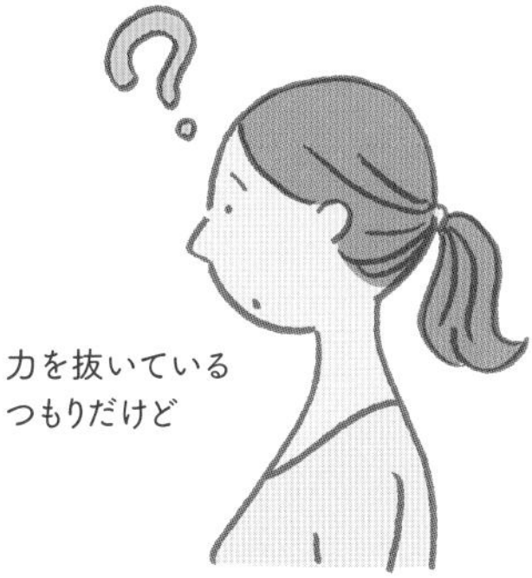
力を抜いている
つもりだけど

よい姿勢をとろうとするあまり、逆に背すじなどに力を入れて力んでいる。

無意識のクセ

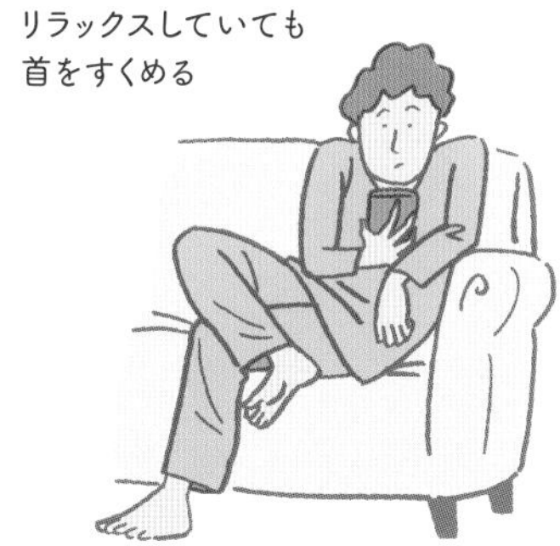
リラックスしていても
首をすくめる

自分ではリラックスしているつもりでも、実は無駄な力が働いている。

ルールやお約束のしばり

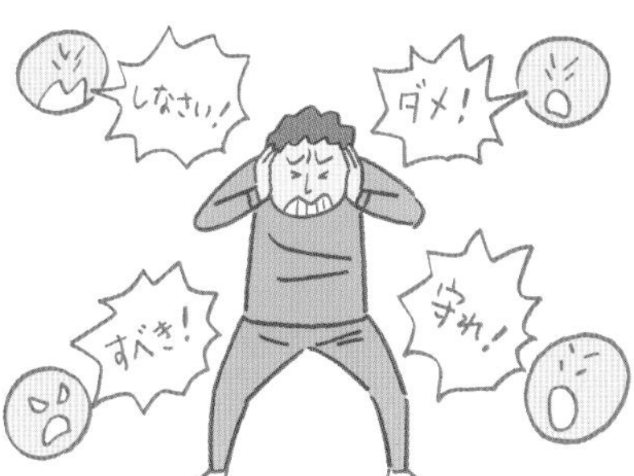
しなさい!
ダメ!
すべき!
守れ!

「～すべき」「～しなさい」といった、周囲の目を気にする無意識のしばり。

意識とカラダのズレ

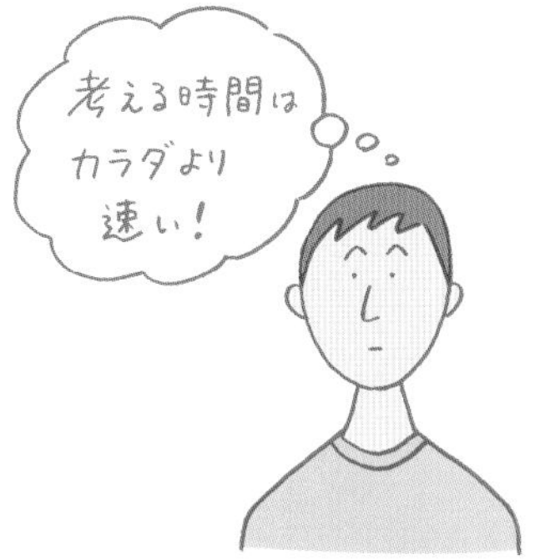
考える時間は
カラダより
速い!

思考のスピードはカラダの実際の動きより数段速いため、意識とのズレが生じる。

元々バランスの悪い動きがプログラムされている!?

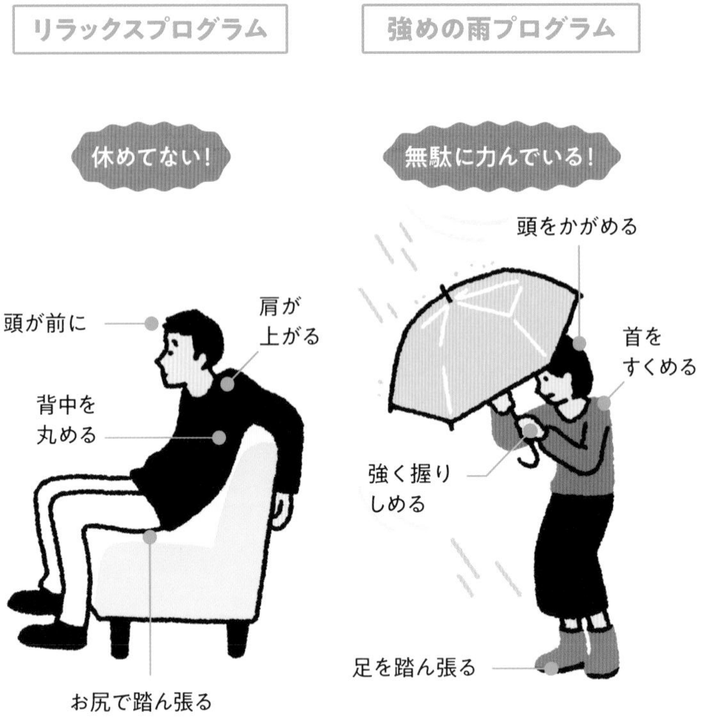
リラックスプログラム
休めてない!
頭が前に
肩が上がる
背中を丸める
お尻で踏ん張る
強めの雨プログラム
無駄に力んでいる!
頭をかがめる
首をすくめる
強く握りしめる
足を踏ん張る

気づかない力みがあるかも!

無意識の動きのプログラムは、5~6歳までに構築されると述べましたが、大人になっても基本的にそのままになっているのが普通です。

慣れ親しんだ動作であるため、自分では自然な動きと認識していますが、**実はその動きが力みのエラーを起こしている**可能性があります。

雨が降って傘を差すときに、必要もないのに首をすくめてカラダを縮こませたり、ソファーにくつろいでいるつもりでも肩が上がっていたり、知らないうちに力みが生じていることもあるのです。

～子どもの頃のクセが残っている!～

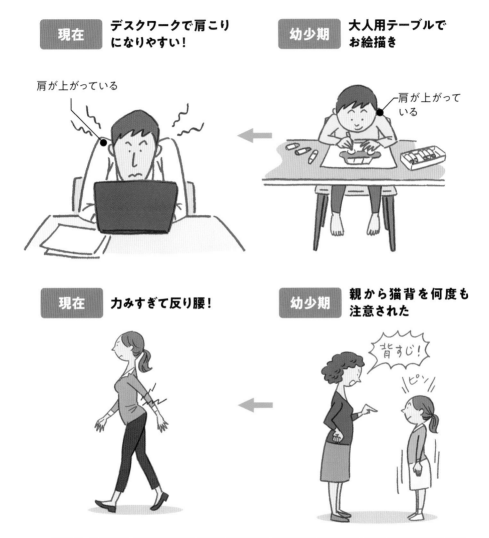

現在 デスクワークで肩こりになりやすい!

幼少期 大人用テーブルでお絵描き

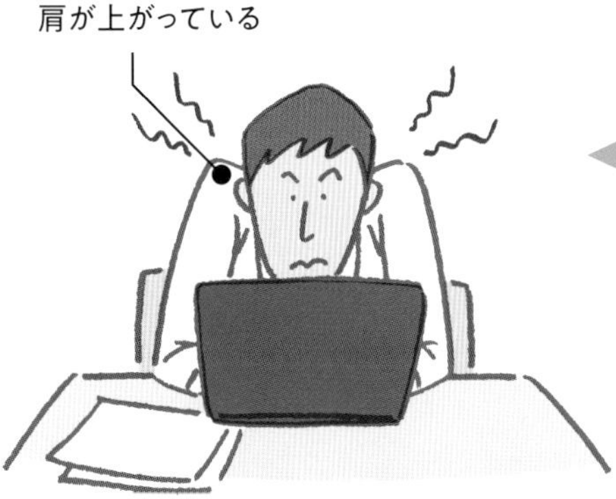

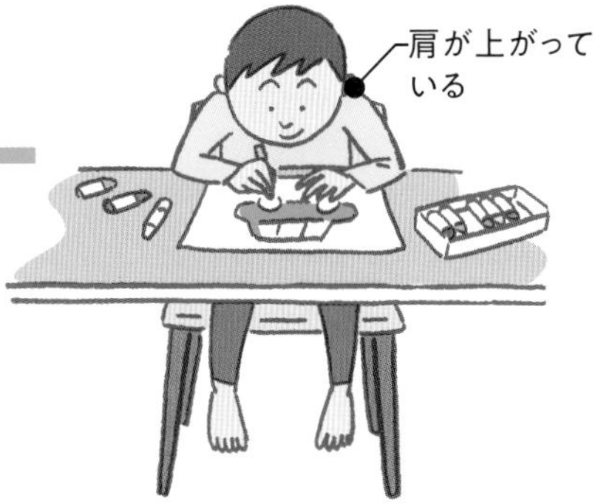

現在 力みすぎて反り腰!

幼少期 親から猫背を何度も注意された

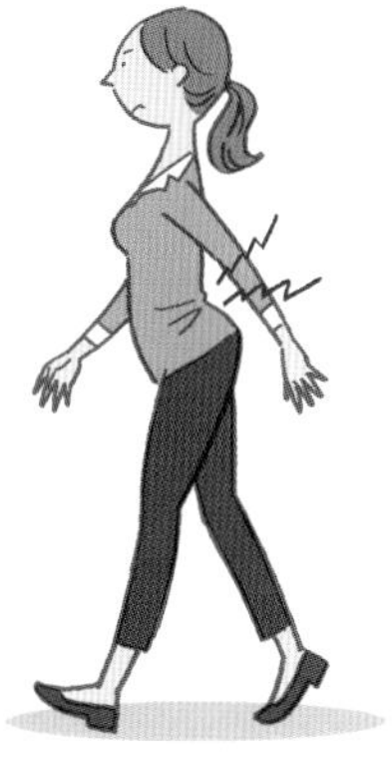

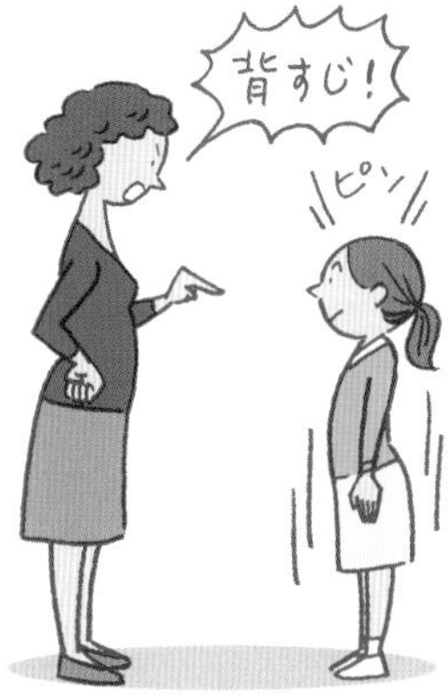

動きのクセが頭の無駄力につながる!

子どもの頃の動きのクセは、大人になっても無意識にやってしまうもの。大人用のテーブルでお絵描きしていたために、肩が上がるクセがあったり、親から姿勢を厳しく指導された場合は、力みすぎて反り腰になったりすることがあります。

不調と頭 3

脳のストレス反応でカラダに危機信号が送られる！

危機は違えど、カラダの反応は同じ！

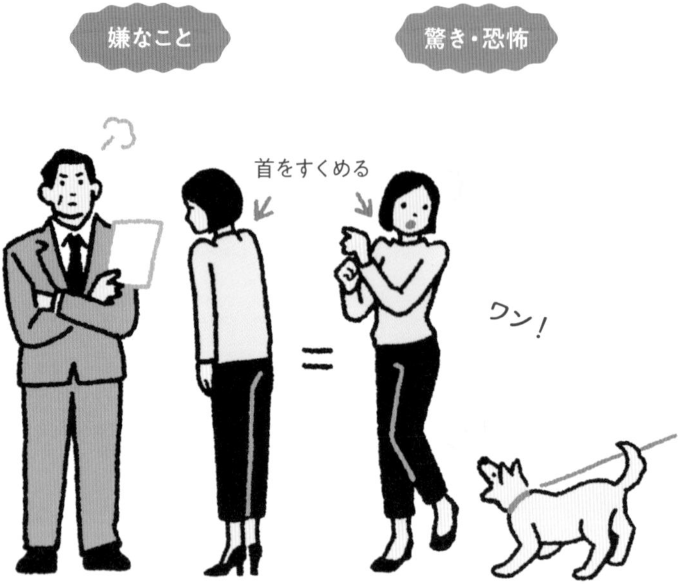

ストレスで心身は危機反応！

不意の危機反応である「びっくり反射」。P28でも説明しましたが、**日常のストレスにも同様に反応し、首をすくめる頭の無駄力が発動**します。

ストレスも頭のなかで危機としてとらえられるからです。

ストレスがかかると、脳は危機を感じとり、危機信号をカラダに送ります。すると、血流や内臓の働きもそれに反応し、ホルモンや自律神経のバランスが乱れます。

当然、**カラダは縮こまり、全身が無駄力にしばられてしまい、不調や痛みの原因になります。**

～ストレスによるカラダの反応～

日常的なストレスに、脳とカラダはネガティブな反応を起こす！

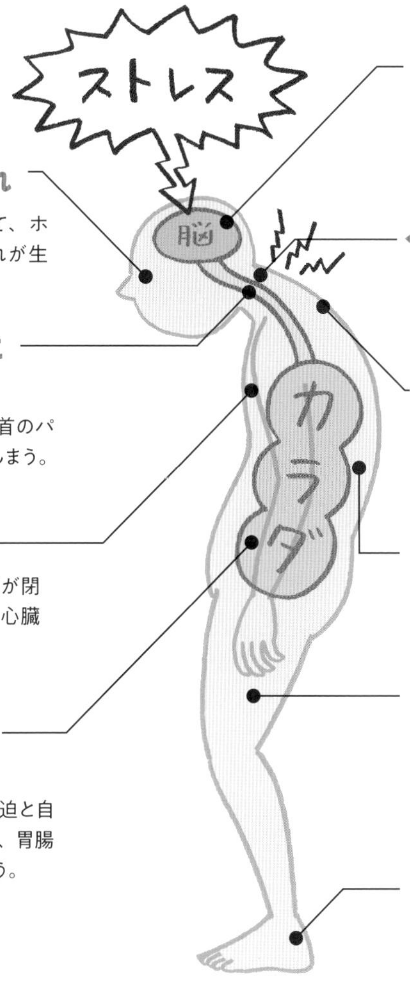

ホルモンバランスの乱れ

脳からの指令によって、ホルモンバランスに乱れが生じる。

パイプラインに異常発生！

頭の無駄力によって、首のパイプラインが緊張してしまう。

胸が閉じる！

背中が丸まることで胸が閉じ、呼吸が浅くなる。心臓も圧迫。

胃腸の機能が低下！

カラダの上部からの圧迫と自律神経の乱れによって、胃腸の機能も低下してしまう。

危機信号が発信！

脳がストレスを危機と感じ、カラダに危機信号を出す。

頭の無駄力！

危機反応が起こり、首をすくめて身を守ろうとする。

背中が丸まる！

カラダを縮こませて身を守るため、背中が丸まっていく。

自律神経の乱れ！

危機信号を受けとったことで、自律神経のバランスが乱れる。

筋肉が緊張！

頭の無駄力に呼応して、カラダ各所の筋肉が緊張する。

手足の冷え

血流に異常が生じ、手足の血液循環も鈍くなってしまう。

あらゆる不調につながる！

ストレスによる頭の無駄力は、カラダのあらゆるものに影響し、それが長く続くことで痛みや不調につながります。自分では無意識でも、自然とこのような反応が起こるので、頭の無駄力を解放することが、不調改善のカギとなります。詳しい改善方法などは第4章で解説します。

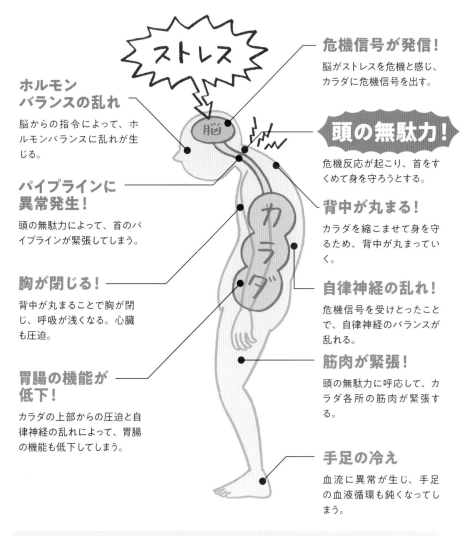

不調と頭

4

みんな同じ方法じゃないの？ 無意識の「呼吸のクセ」

学校にこんな授業はなかった…

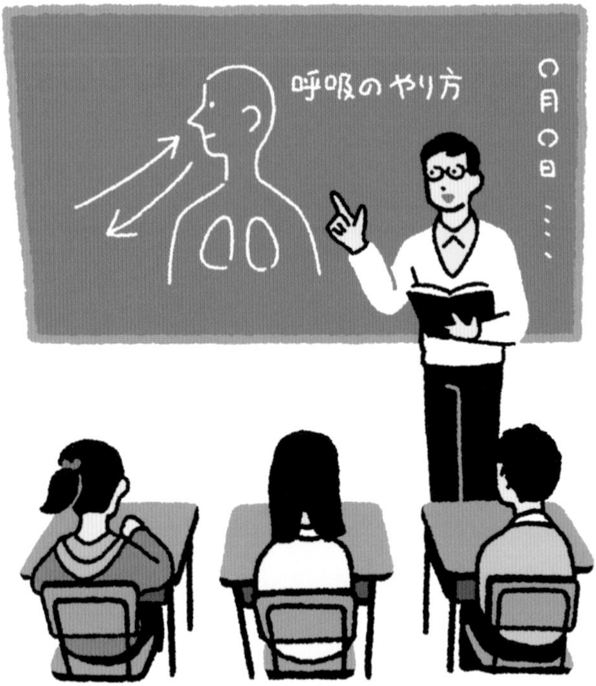

認識エラーで誤った呼吸に！

呼吸は、頭の無駄力の解放には欠かせない要素です。ところが、**呼吸の方法は誰にも教わっていないため、ほとんどの人は我流**。口で空気を吸っていたり、テンポが速かったりと、人によって呼吸の仕方はバラバラです。そして、ほとんどの人は、**呼吸に関する認識に誤り**があります。

たとえば、肺は胸の前側に拳くらいの大きさであるとか、鼻の穴は指の第一関節までしか入らないくらい小さいなど。これらの認識は本来の呼吸の妨げとなり、そのような**イメージを変えるだけで、呼吸の感覚を変える**ことができます。

～正しい呼吸の認識とやり方～

頭の無駄力を解放するため、正しい呼吸の認識にリセット！

胴体の半分は「肺」

肺の大きさは、胸の前側に拳大くらいにイメージされがちですが、実は鎖骨あたりから肋骨の下いっぱいまでの大きさがあります。背中まで空気が入るその容量は両方で6ℓも。

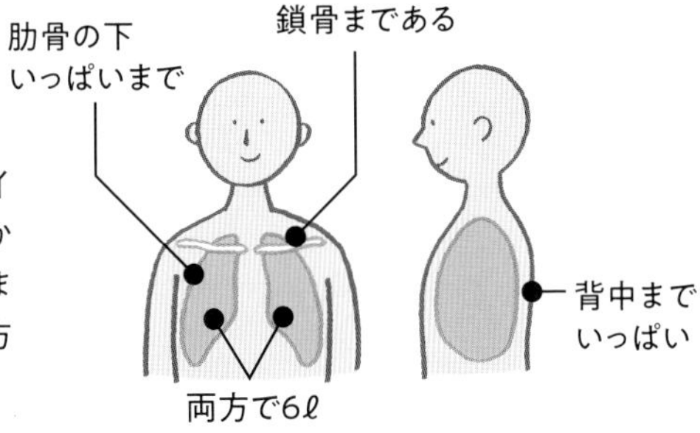
肋骨の下
いっぱいまで
鎖骨まである
背中まで
いっぱい
両方で6ℓ

鼻で吸って鼻で吐く

鼻から吸って口から吐くと思われがちですが、実は吐くのも鼻がベスト。鼻は呼吸のための器官であり、鼻の穴も実は大きい。骨格で見ると、小指2本がすっぽり入る大きさです。

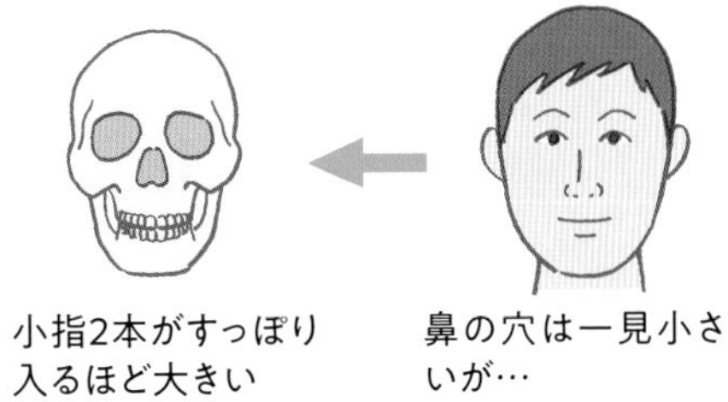
小指2本がすっぽり
入るほど大きい
鼻の穴は一見小さ
いが…

4カウントが基本

呼吸は空気を取り込んで、時には吐き切ることが大事。新鮮な空気に肺のなかを換気できるからです。心身をリフレッシュさせるには、4カウントで吸い、4カウントで吐くというゆっくりペースが理想。

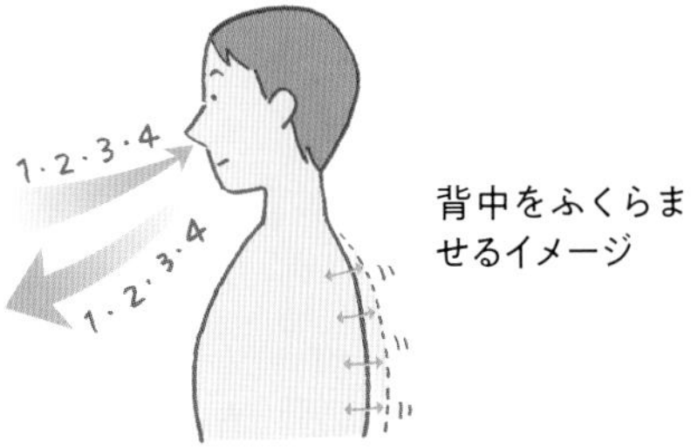
1・2・3・4
1・2・3・4
背中をふくらま
せるイメージ

行動や思考と深い関係

浅い呼吸は、心身にストレスがかかった状態と同じこと。無駄な力みが生じ、心もカラダも縮こまってしまいます。深呼吸で体内をきちんと換気すれば、心身ともにスッキリします。

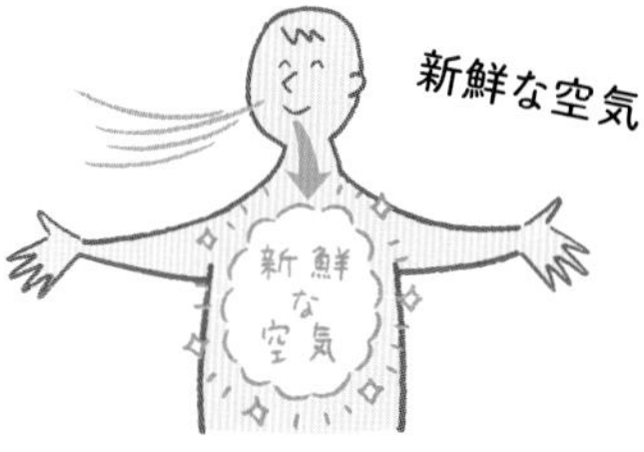
新鮮な空気
新鮮な空気

カラダも換気が必要

不調と頭

5

痛みや不調の情報は「頭」に通ずる！

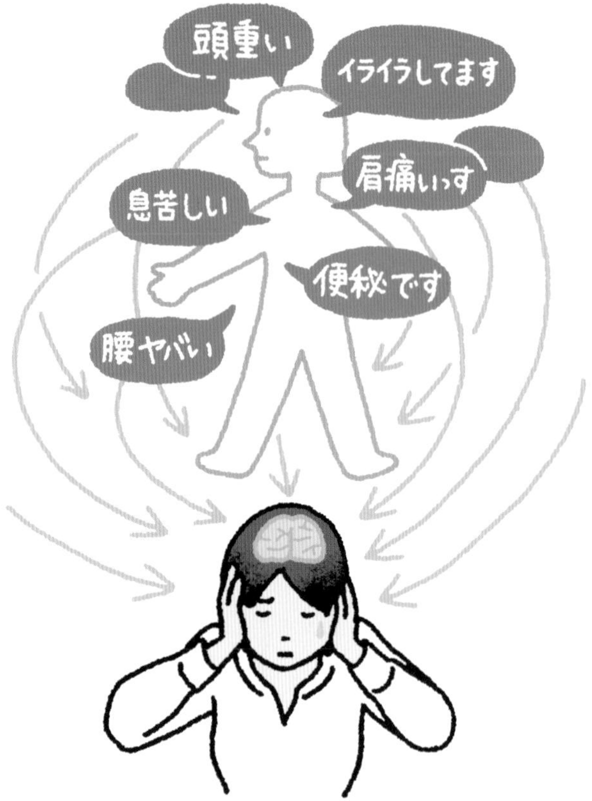
頭重い
イライラしてます
肩痛いっす
息苦しい
便秘です
腰ヤバい

緊張の連鎖で心もネガティブに

前述したように、カラダの情報は、頭に集まってきますが、**頭の無駄力がかかると、カラダの負の連鎖はさらに広まります。**首をすくめれば、首はもちろん、背中や肩の筋肉を引っ張り、緊張が強まればさらにその先へとつながっていきます。結果的に全身が強張って、それが脳に伝えられると、さらに強い頭の無駄力が生じ、ループしていくのです。

こうなると、心への影響も出てきます。**カラダの不調が、感情のネガティブさを増長させ、普段は気にしないことも過剰にとらえる**ようになってしまうのです。

～カラダと心と「頭の無駄力」～

頭の無駄力が、全身や心にまで影響するのはなぜか？

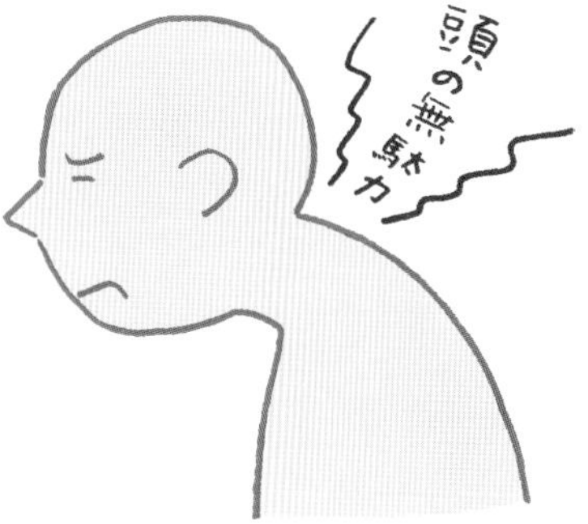

頭の無駄力はカラダ全体の不要な力みを生み出す！

輪ゴムの一端を引っ張れば、反対側も緊張するように、首後ろが緊張すれば、周辺の筋肉も引っ張られて緊張します。背中や肩、さらには腰、お尻とまるで綱引きをするような感じ。

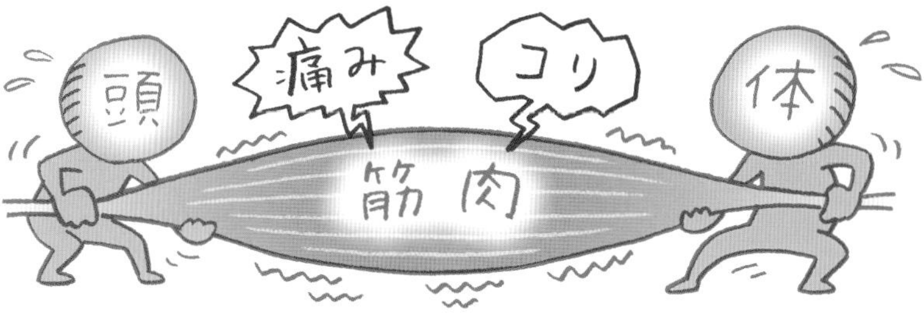

頭の無駄力と綱引き対決

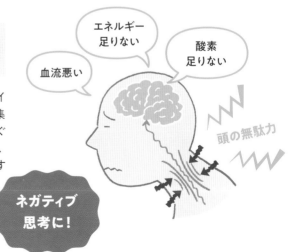

頭の無駄力は心も不安定にさせる

頭の無駄力がかかると、パイプラインにも緊張が伝わり、負の情報が集積していきます。血流や酸素のめぐりも鈍くなり、脳がスッキリとせず、やがて心がネガティブ思考になりやすくなります。

「噛む」ことが及ぼす意外な影響って？

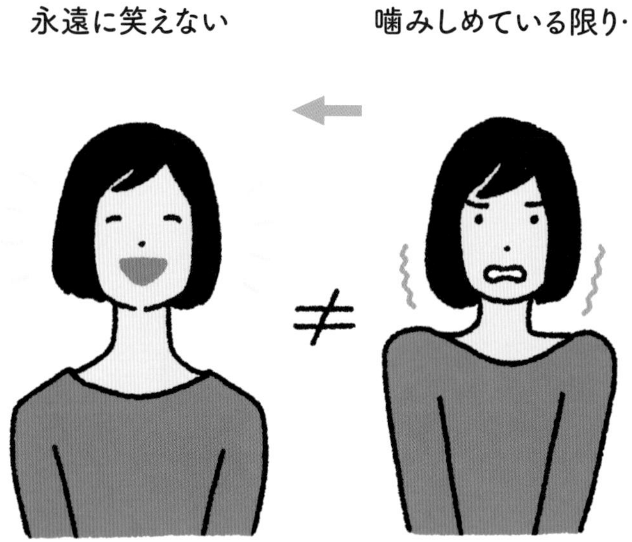
噛みしめている限り…
永遠に笑えない
≠

歯を食いしばるのは危機状態

危機的な状況下では、人は歯を食いしばるもの。頭の無駄力がかかっているような状態では、通常より強く噛みしめていることが多く見られます。

噛み合わせは、カラダ全体のバランスをとる上でもとても大切。**噛み合わせの影響で、カラダが左右に傾いている**ことも多々あります。

噛み合わせがズレたり、歯を食いしばっていたりすると、**無意識に緊張のスイッチが入り、知らないうちにストレス状態になっている**ことも。頭の無駄力を解放するには、噛み合わせをゆるめることも重要です。

～力んでいるときは、噛みしめている！～

人は、耐え忍ぶときに「歯を食いしばる」もの！

緊急回避で瞬発的に動くとき、人間は歯を食いしばる

こんな表情

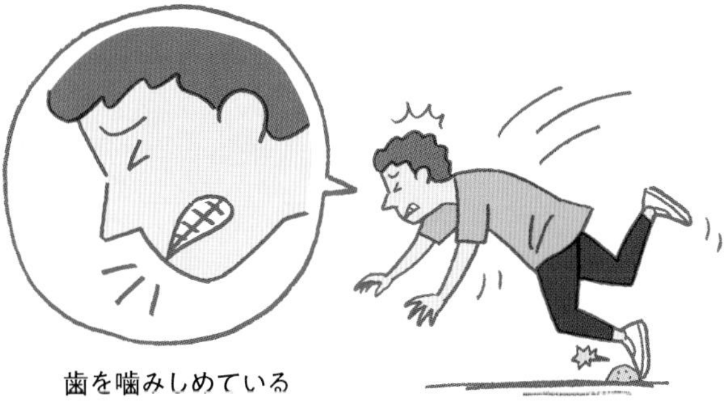

歯を噛みしめている

不意に石につまずいたり、なにか危険なことを回避したりするとき、人間は力を込めると同時に歯を食いしばります。噛み合わせは緊張のスイッチなのです。

普段の生活で「頭の無駄力」が生じると、同様の噛みしめが起こる！

口のなかで無意識に噛みしめている

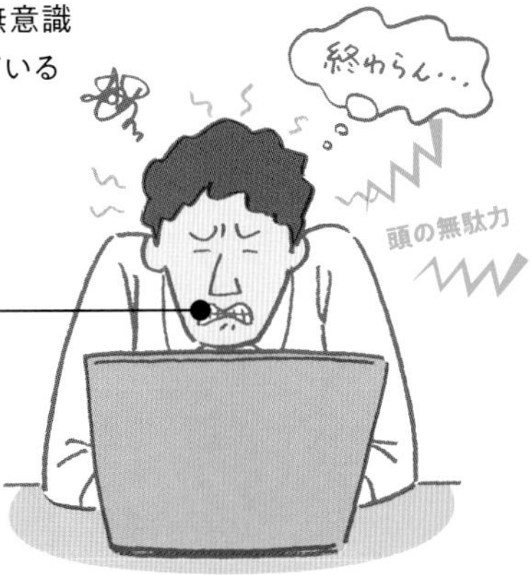

ストレス反応による力み

「頭の無駄力」の解放には噛みしめをゆるめる！

ギュッと噛みしめている限り、人間は力を抜けないもの。日常のストレスにおいても、緊張すれば噛みしめます。逆に、噛みしめのクセによって、そこから頭の無駄力が生まれストレスになることも。そんな状態から解放されるには、噛み合わせをゆるめる必要があります。

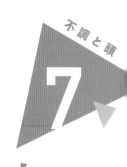

「見る」ことがカラダを狂わせる!?

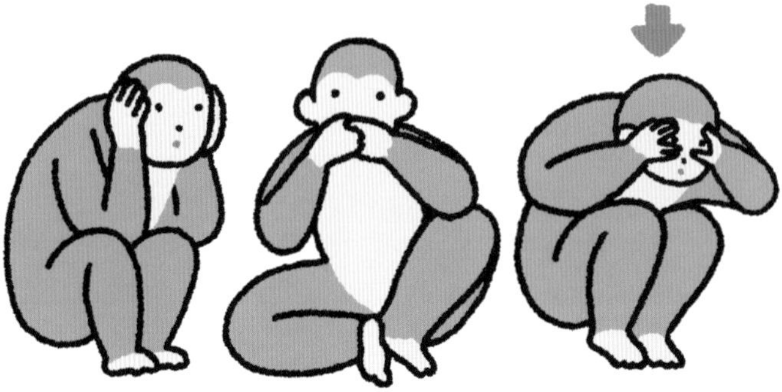

目の酷使は不調につながる！

デスクワークやスマホを見つめる機会が多い現代人は、目を酷使しがちです。そして、一点を凝視し続けると、頭の無駄力が発動します。

目で見たものの情報は、脳の後頭部側に送られるため、**後頭部周辺が働きすぎ**の状態に。また、眼球まわりの筋肉が緊張することで、**神経や血流などのめぐりも低下**します。さらに、視点を安定させようとし、首の筋肉を固めることで、**後頭部から首にかけて無駄力が発揮**されてしまいます。

後頭部側と目の緊張が、負の連鎖を生み、肩こりなどの不調につながるのです。

～「頭の無駄力」と「目」の関わりは深い～

目は後頭部の緊張につながりやすく、無意識の力みを生む!

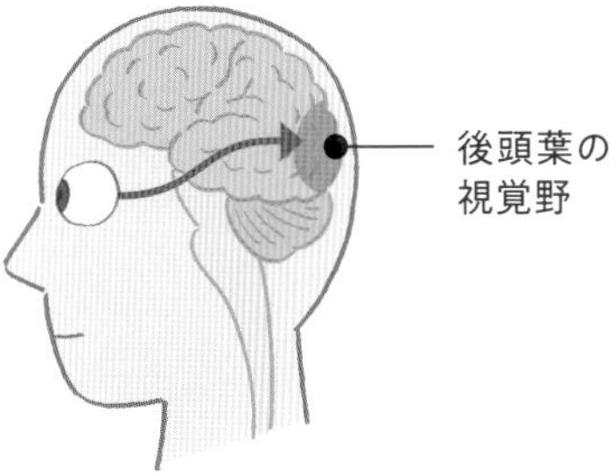

目で見たものは後頭部に送られる!

見たものの情報は、視神経を通じて脳の後頭葉《こうとうよう》の視覚野《しかくや》、つまり後頭部側に送られます。見たものの映像は、後頭部のあたりで認識されますが、多くの場合、眼球でものを見ようとしすぎるあまり、目のまわりに緊張や疲労が起こりやすくなります。

一点を凝視で眼球に無駄力が発生

眼球を動かすのは、目のまわりにある筋肉です。視点を一点に集中させようとすると、これらの筋肉にも力みが生じます。眼球を圧迫するだけでなく、目の周辺の血流などにも影響し、眼精疲労や頭痛などの原因に。

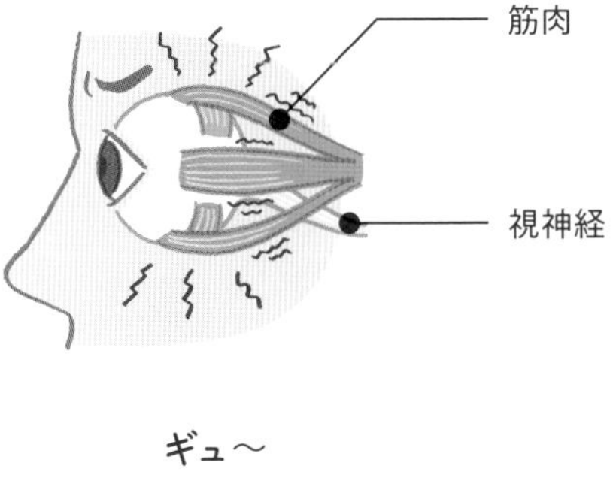

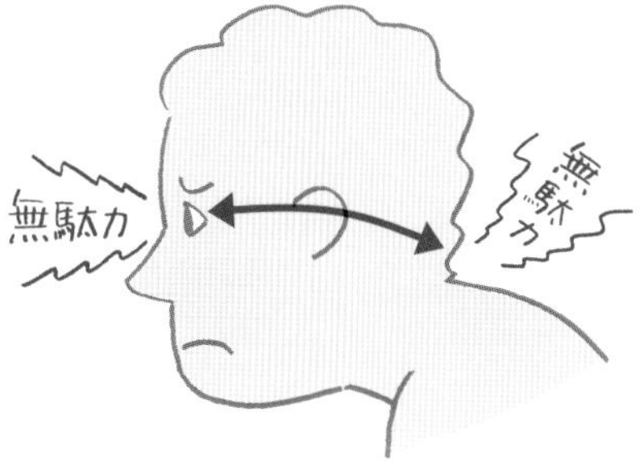

力みが力みを生む!

頭と目の無駄力スパイラル

目の酷使は、目にストレスをかけている状態。視点の安定のために首や後頭部の筋肉を固めた無駄力と、目の酷使によるSOS信号が相互に影響し合い、無駄力の負の相乗効果となって増幅していきます。

「首」の緊張で三半規管《さんはんきかん》が乱れる！

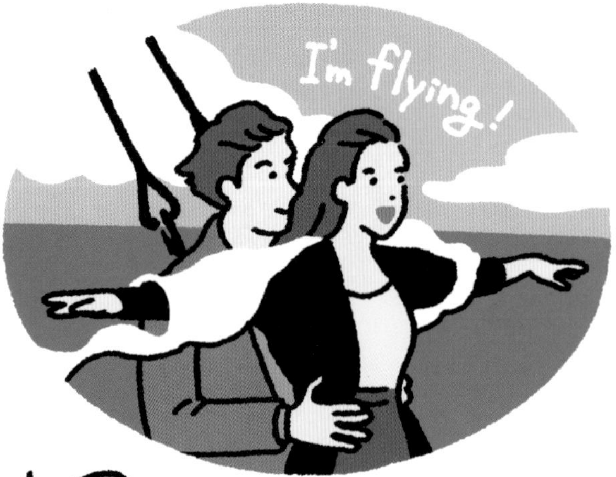

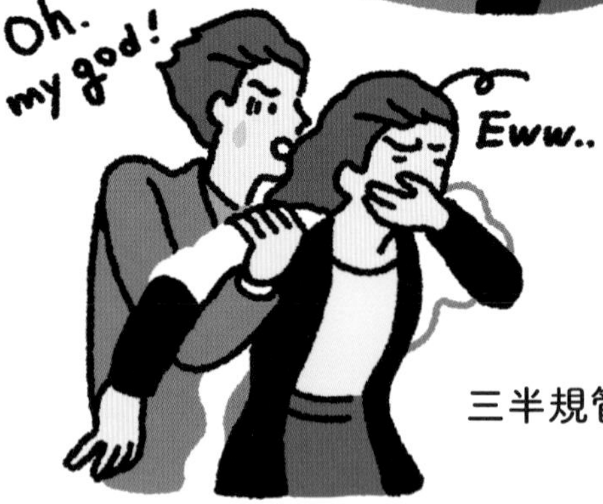

三半規管が乱れると……

無駄力の力みで内耳に影響！

頭の無駄力がかかるのは、頭と首のつなぎ目のあたり。この場所のすぐ近くには、「耳」があります。その意味で、**耳も無駄力の影響を受けやすい器官**であるといえます。耳の内部には**「内耳《ないじ》」**という部位があり、そのなかにバランス感覚を担う**「三半規管」**があります。三半規管の内部にはリンパ液があり、その液体の状態によって平衡感覚を認識します。

頭の無駄力で力みが生じれば、その付近の筋肉が緊張し、圧迫を生みます。当然**液体の流れにも影響し、同時に内耳と関わりの深い自律神経にも乱れ**が生じます。

～「頭の無駄力」で耳の内部を圧迫!～

頭と首のつなぎ目に力みがあると、その近くの耳にも影響する!

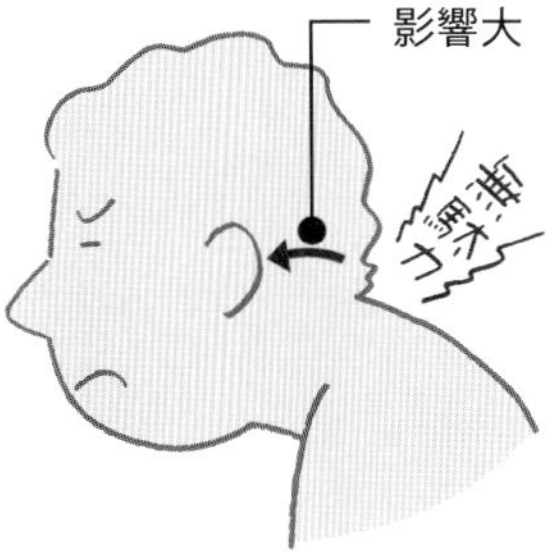

「頭の無駄力」エリアは耳に近い!

耳は、頭と首の骨のつなぎ目のすぐ近くにあります。この周辺の筋肉が無駄力によって緊張すると、その影響を無意識に受けてしまうことに。筋肉の緊張による圧迫が耳の内部にまで連鎖します。

内部の三半規管の液体も滞る!

耳の内部の「内耳」のなかに「三半規管」があります。三半規管は3つのリングのような形をしており、その内部にはリンパ液が。この液体の状態で平衡感覚を認識しますが、周辺筋肉の圧迫で乱れが生じます。

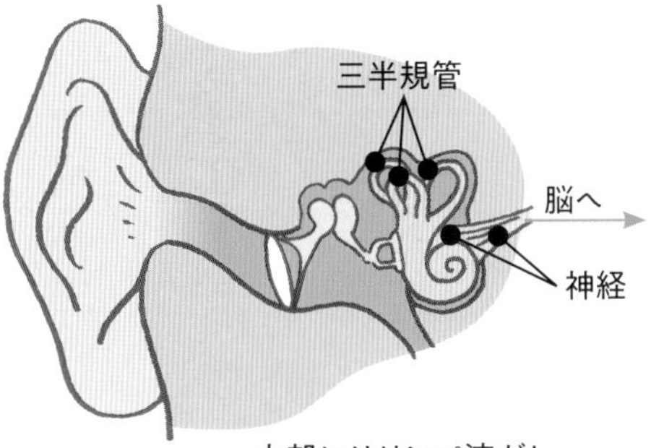

内部にはリンパ液が!

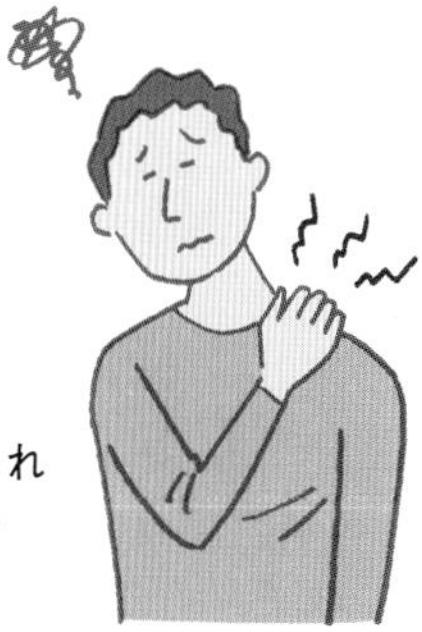

自律神経の乱れから肩こりも…

自律神経が乱れ、思わぬ不調も!

内耳は、内臓や血管を調節する自律神経につながっており、耳周辺の無駄力によって、神経系統にも影響します。自律神経のバランスが乱れると、カラダの各所にも不調の原因となる兆候が現れるように。

不調と頭

9

「目と鼻」の位置認識エラーで方向音痴になる!?

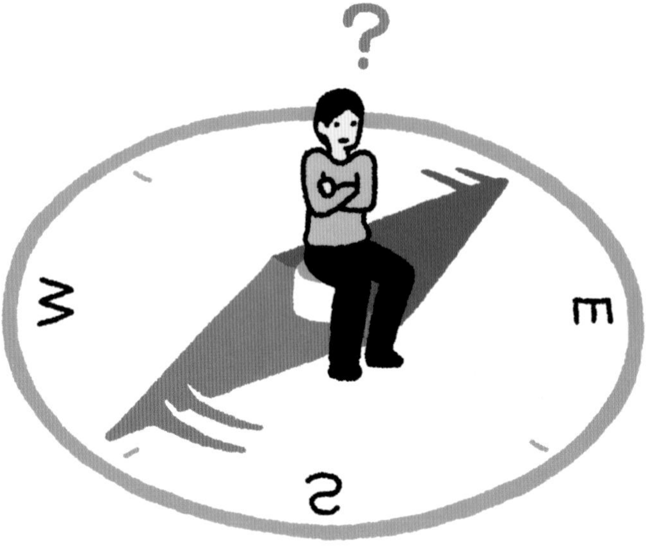

感覚器官の位置認識の誤り

方向音痴の特徴は、**自分の位置を客観的にとらえられない**ことにあります。そして、その大元である**自分のカラダの位置認識が狂っている**と、基準そのものにズレが生じてしまいます。すると、自分に見える景色と自分の位置情報にもズレが生じて、方向がわからなくなります。

　イメージのなかでは、目や鼻、耳の位置が、実際と違っていることが多く、**誤った位置認識のまま基準をつくり、そこに自分の意識を置いてしまう**ことが問題。最終的に、鼻と胸の中心の骨で方向を定めますが、基準のズレを正すことが先決です。

～感覚パーツの位置基準がズレてしまう～

イメージのなかの目や鼻、耳の位置は、ものすごくアバウト!

目や鼻、耳の位置認識エラー

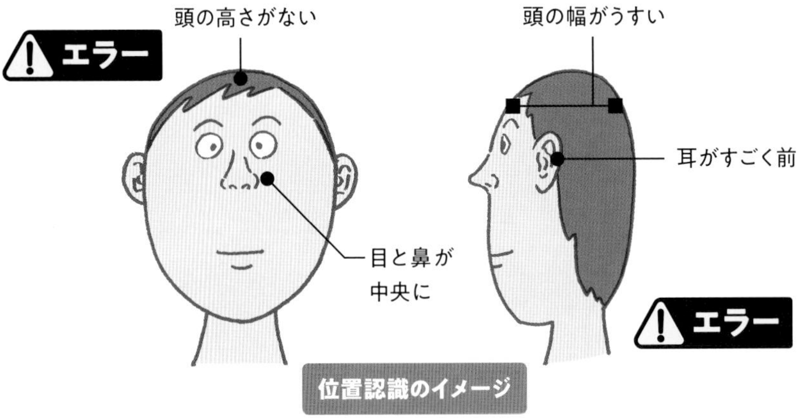
頭の高さがない
エラー
目と鼻が
中央に
頭の幅がうすい
耳がすごく前
エラー
位置認識のイメージ

目や鼻、耳の位置をイメージしたとき、実際の骨格とは違う感覚を持っているケースが多く見られます。たとえば、目の意識を頭の頂点に近い位置に置き、鼻と一緒に中央に寄せ、頭の奥行きを感じず、耳をかなり前に置いているような感覚です。

鼻と胸骨の位置で方向感覚がわかる

目や鼻、耳の位置認識のズレがあると、カラダの位置感覚にもズレが生じます。まずはそれらを正しい認識に修正しましょう。そして、カラダの方向は、鼻と胸の真ん中にある胸骨の向きを基準に定めます。意識が四方に散らないよう、しっかりと鼻と胸骨に向け、基準を整えることが大切です。

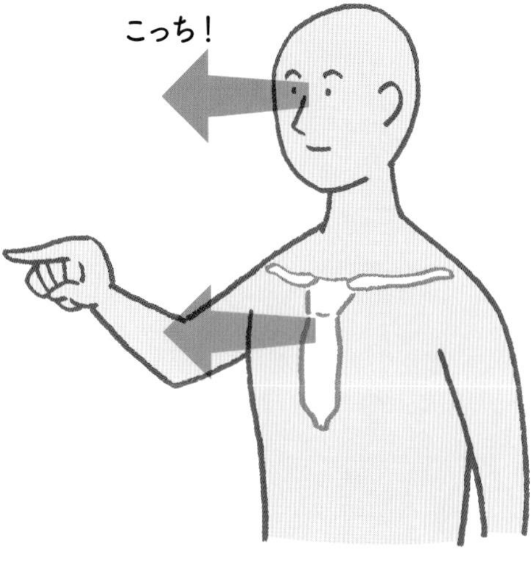
こっち!

不調と頭

10

不調を改善するコツは「頭」をふんわり乗せること！

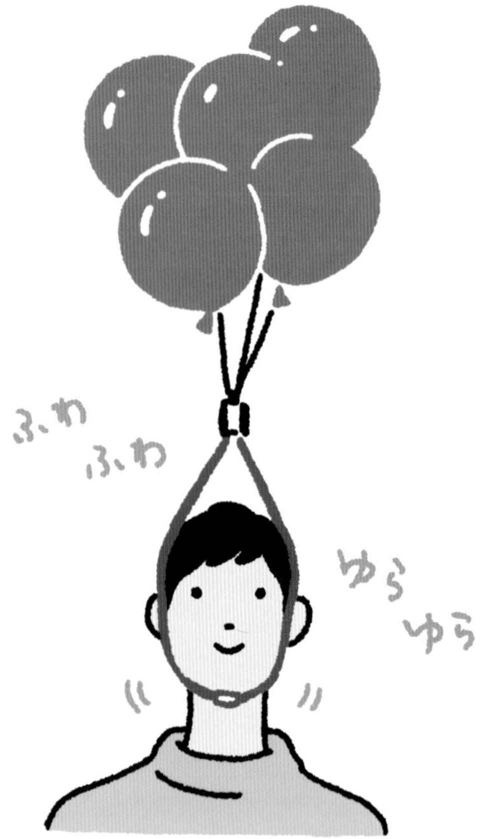

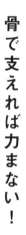

骨で支えれば力まない！

これまで、頭の無駄力と不調との関係を解説してきましたが、なにを改善するにせよ、まずは**頭の無駄力を解放**しなければ始まりません。この力みを解放する方法は至って簡単。**背骨をまっすぐにし、その上に頭をふんわり乗せるだけ。**

カラダを筋肉で支えようとするから力みが生まれるわけで、**骨で支えることができれば、なんの力もいりません。**

3章で具体的な方法を解説しますが、骨盤の一番下に坐骨という骨があります。これを下の受け皿とし、背骨を介して頭をふんわり乗せれば、無駄力はなくなります。

〜まっすぐの背骨に頭をふんわり乗せる〜

頭をふんわり乗せるだけで、無駄力から解放される!

「頭の無駄力」で支えず、骨で支える!

頭の無駄力を言い換えれば、首後ろの筋肉で頭を引っ張り支えること。この状態だと、スイッチは入りっぱなしで、消耗し続けるから疲れます。このスイッチを切るには、筋肉ではなく骨で支えることです。

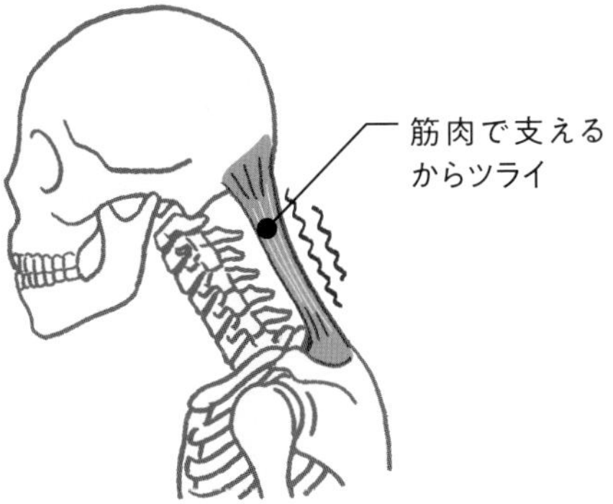
筋肉で支える
からツライ

頭は固めずユラユラ

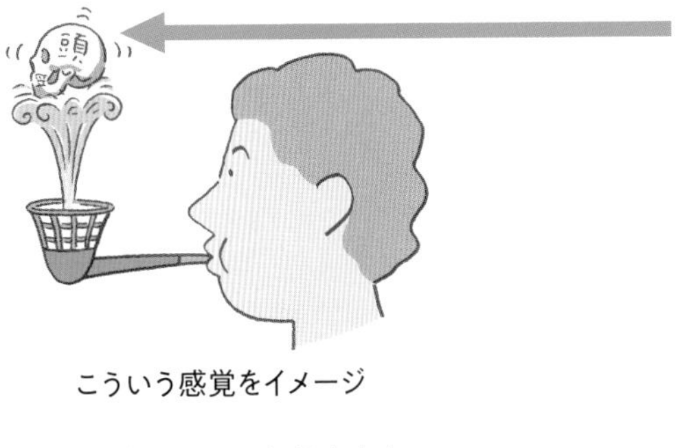
頭

こういう感覚をイメージ

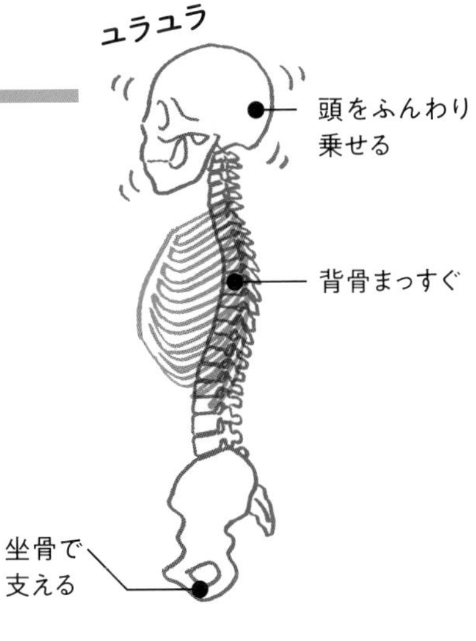
ユラユラ
頭をふんわり
乗せる
背骨まっすぐ
坐骨で
支える

骨で支えるからラク!

骨盤の一番下にある坐骨を支えに、背骨をまっすぐにし、その上に頭をふんわり乗せます。これだけで、筋肉の力みは消えます。また、その状態はユラユラしている感じ。しっかり固めようとせず、揺れるような状態をイメージしましょう。

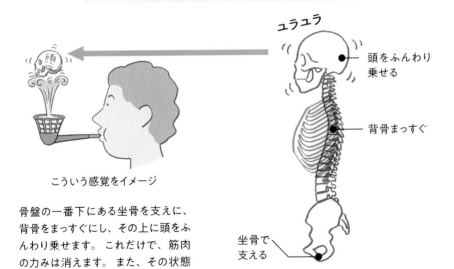

「解剖学的な事実と動作のイメージは別物？」

解剖学の権威・坂井建雄先生と著者・木野村朱美氏の対談。原因不明の不調にアレクサンダー・テクニークのような伝統医学の力は有効だと語る坂井先生だったが……。

（P48から続く）

坂井「首と後頭部の緊張をほぐして、脱力するという考え方はいいですね。それでカラダの使い方が改善するというのはあり得るだろうと思います」

木野村「ありがとうございます」

坂井「ただ、解剖学的に事実と違うところもありますが……」

木野村「え!?」

坂井「たとえば、ビッグマウス（P99）っていうんですか？ 骨盤の双子筋のあたりだと思いますが」

木野村「はい。背骨をまっすぐにしてビッグマウスから折り曲げると、腰に負担をかけずに前傾できます」

坂井「絵で見ると、ああいう唇のような形に見えますが、実際に解剖してみると、あんなにキレイな形はしていません」

木野村「そうなんですね……。では、そこからカラダを折り曲げるとラクになるというのは正しくないと？」

坂井「そうではありません。腰に負担をかけるというのは、骨盤を後傾させて腰椎を前に湾曲させることだと思います。それを骨盤を立てて、股関節の屈曲を利用して前傾すれば、たしかに腰椎の負担は減ります。ビッグマウスを折り曲げるということは、股関節を屈曲させて、腰椎の負担を減らすということですよね？」

木野村「そうです」

坂井「私がいいたいのは、正しい動作に修正するためにイメージを使うことは問題ないということです。たとえ解剖学的な事実とは異なっていたとしても、そういうイメージで動くことにより問題を改善できるのであれば、事実よりイメージを優先させたほうが患者さんにとってはいいこともありますからね」

（P108対談③に続く）

第3章

痛み別でわかる！「頭」をゆるめる方法

＼ あらゆる痛みは頭に通ずる! ／

頭をゆるめて痛みを解消する方法

痛みや不調を改善するには、まず、最初に頭の無駄力を解放しなければなりません。
すべての症状に共通する「頭をふんわり乗せる」方法を解説します。

まずは、4つのステップで頭の無駄力を解放しよう!

各症状の解消法に取り組む前に、
必ず4つのステップで頭の無駄力を解放しておきましょう!

立ちでも
座りでも
OK!

STEP 1 頭を一番下で支える「坐骨」は股の間にある

頭や背骨を支えるのが、骨盤の一番下にある坐骨。坐骨はお尻側にあると思われがちですが、股の間にあります。股の間が土台になる意識を持ちましょう。

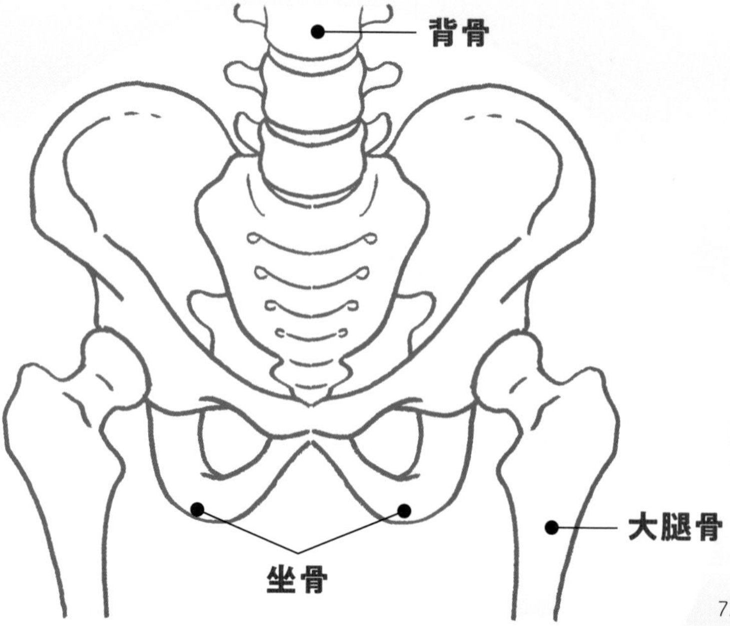

STEP 2　坐骨の上にまっすぐ乗る背骨は背中ではなく、カラダの真ん中にある

坐骨を土台にし、その上にまっすぐ背骨を立てます。背骨は背中側にあると思われがちですが、実はカラダの真ん中を通っているので、カラダの中心を意識して背骨を立てましょう。

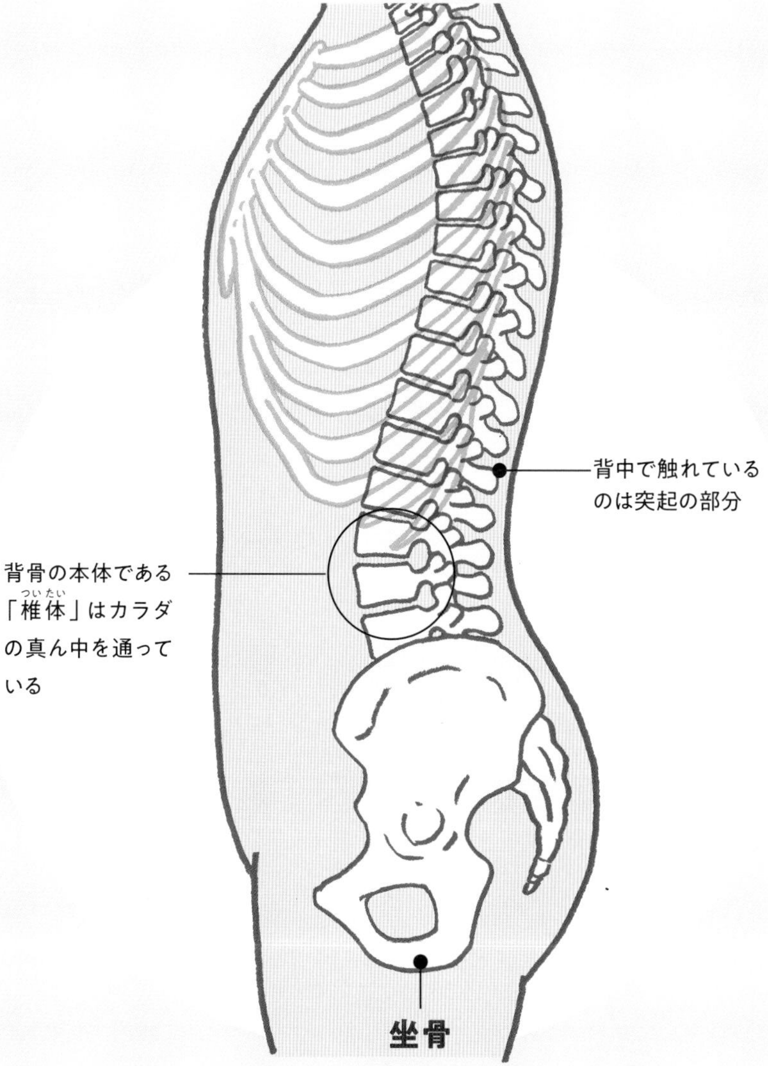
背中で触れているのは突起の部分
背骨の本体である「椎体《ついたい》」はカラダの真ん中を通っている
坐骨

STEP 3 首の骨は「ゴクン」と飲み込むところのすぐ後ろにある

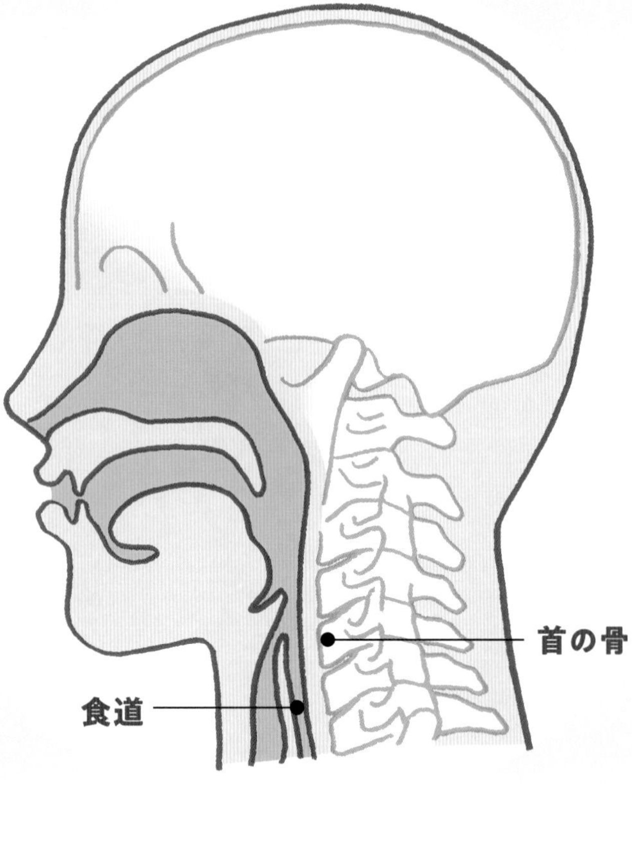

次に意識するのは首の骨。首の骨はゴクンと飲み込むところ（食道）のすぐ後ろにあります。その場所を意識しながら、背骨の上に首の骨を積み上げます。

STEP 4 「坐骨」→「背骨」→「首の骨」の上に頭をふんわり乗せる

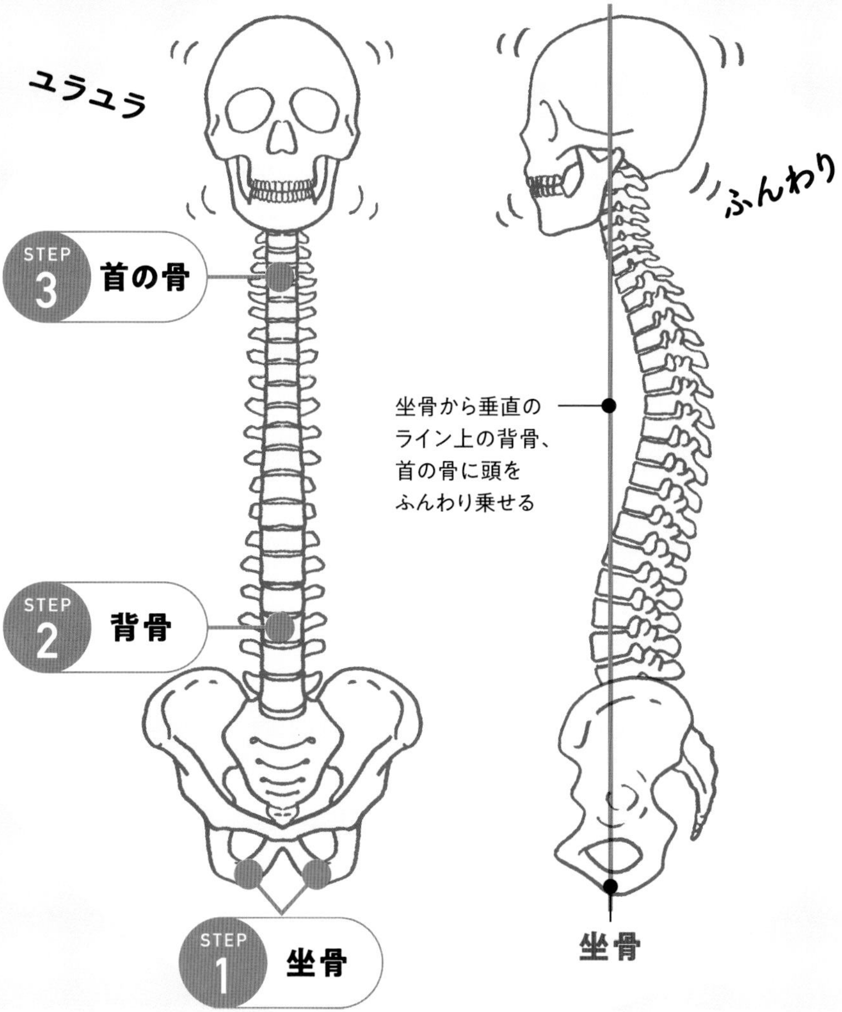
ユラユラ
ふんわり
STEP 3 首の骨
STEP 2 背骨
STEP 1 坐骨
坐骨から垂直の
ライン上の背骨、
首の骨に頭を
ふんわり乗せる
坐骨

坐骨を土台に、まっすぐ積み上げた背骨と首の骨の上に、頭をふんわり乗せます。
坐骨の上に棒を立て、その上にボールを乗せてバランスをとるイメージです。

肩こり

頭の無駄力が原因で

首の後ろがガチガチに！肩甲骨も動かず固まってしまう！

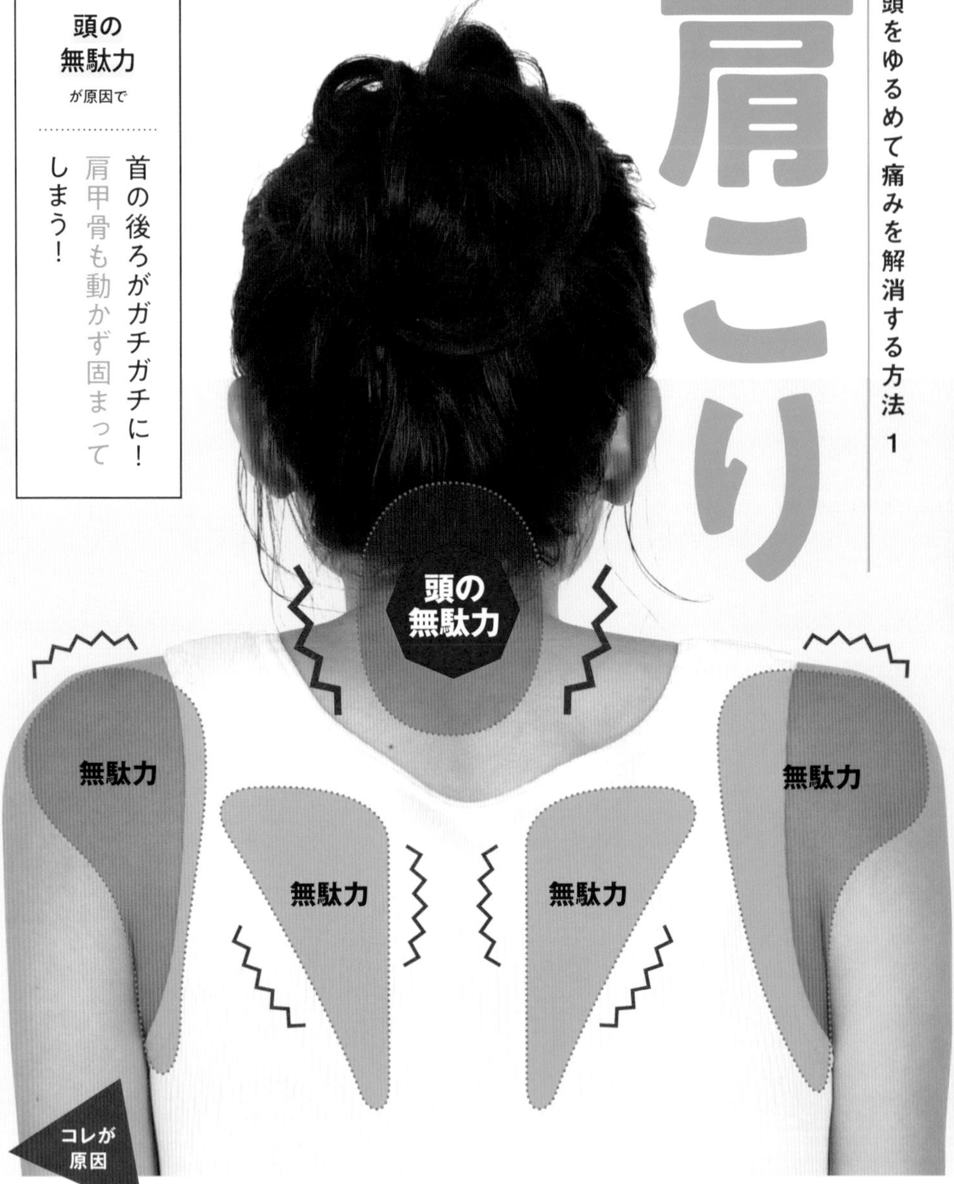
頭の無駄力
無駄力
無駄力
無駄力
無駄力
コレが原因

目を使いすぎると、首後ろが緊張する

デスクワークなどで一点を長く凝視し続けると、首後ろが固まって緊張します。 これが頭の無駄力となって、肩や脇の下の筋肉などの緊張も誘発し、肩甲骨もガチガチに固めてしまいます。 これが、肩こりにつながります。

鎖骨で大きな扇型を描く

固まってしまった肩や脇の下、肩甲骨を大きく動かしてほぐす!

Step 1

鎖骨のつなぎ目に手を当てる

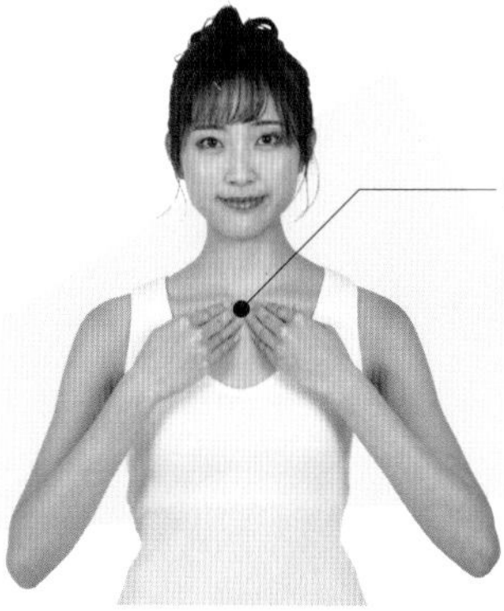
鎖骨のつなぎ目
(胸《きょう》鎖《さ》関節《かんせつ》)

Step 2

鎖骨のつなぎ目を支点に鎖骨で大きな扇を描く(後ろ→上→前)

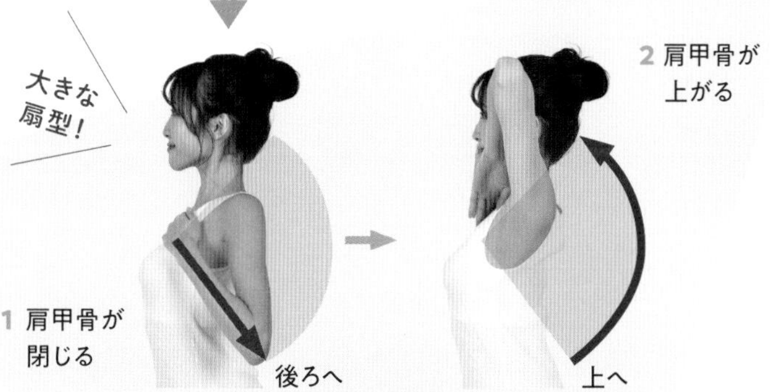
大きな扇型!
1 肩甲骨が閉じる
後ろへ
2 肩甲骨が上がる
上へ

3 肩甲骨が開く
前へ

肩甲骨や肩まわりの緊張を解放!
解放
自然に下ろす

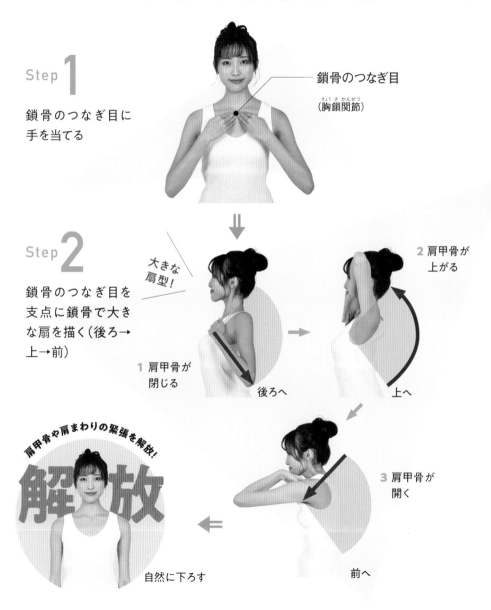

腰痛

頭をゆるめて痛みを解消する方法 2

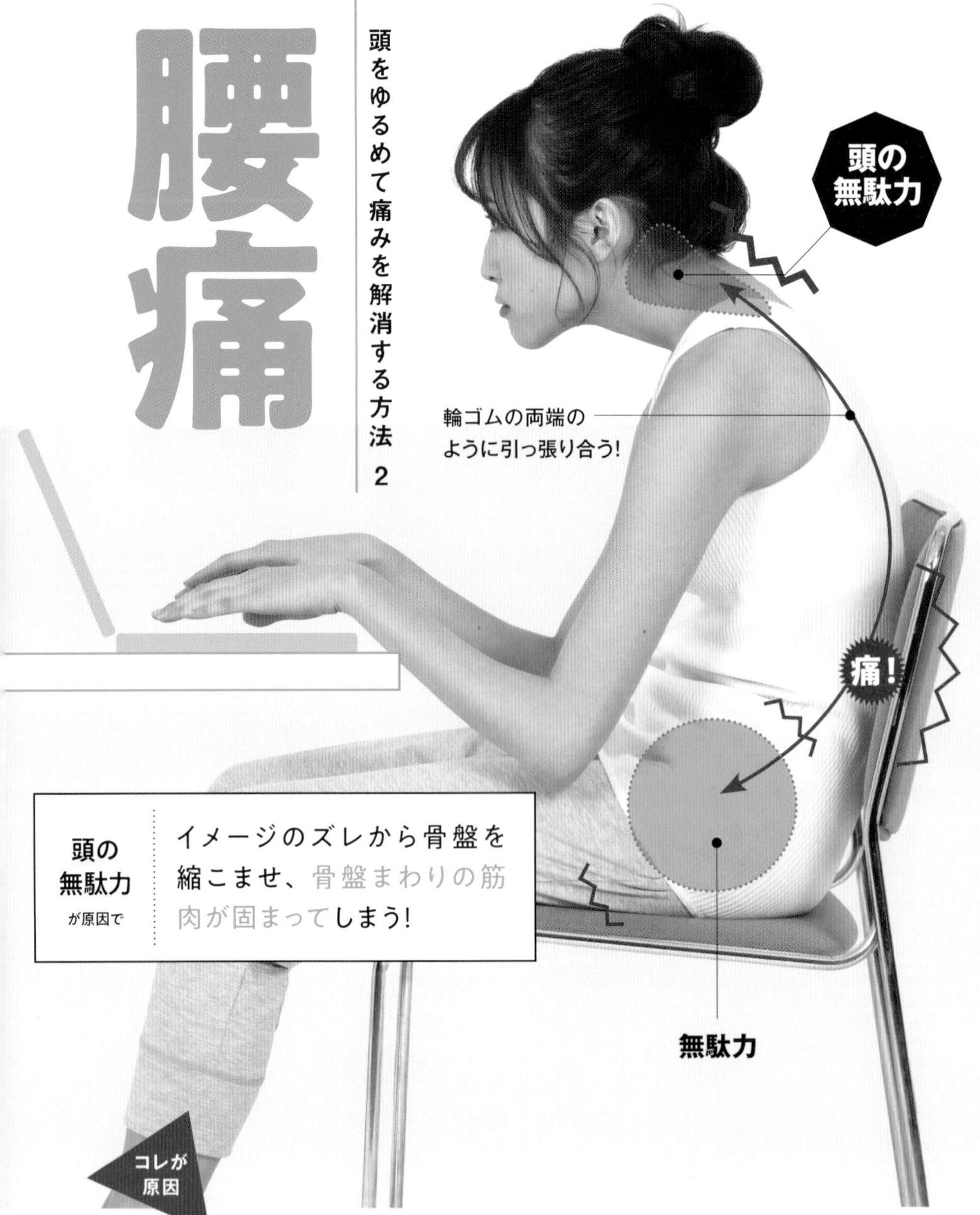
頭の無駄力
輪ゴムの両端のように引っ張り合う!
痛!
頭の無駄力
が原因で
イメージのズレから骨盤を縮こませ、骨盤まわりの筋肉が固まってしまう!
無駄力
コレが原因

輪ゴムの両端を引っ張るように、頭の緊張が腰に

美尻への意識からか、骨盤を縮こませる傾向が多々あります。 実際の骨盤は意外と大きく、そのイメージのズレが緊張に発展。 これが頭の無駄力と輪ゴムの両端を引っ張り合うような感じで背中を緊張させ、腰痛の原因に。

骨盤の高さを腕で測る

骨盤の実際の大きさを確認し、
しっかりとした土台を認識する!

Step 1

イスに座って腕の長さを目安に骨盤の高さを測る

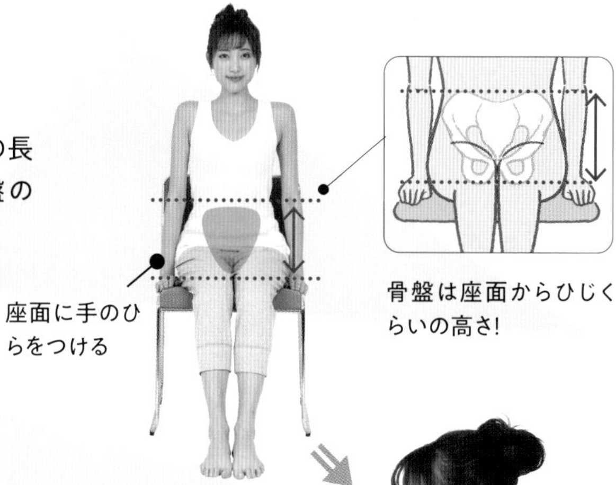
座面に手のひらをつける
骨盤は座面からひじくらいの高さ!

Step 2

大きいボール(骨盤)の中心に背骨を立て、頭をふんわり乗せるイメージを持つ

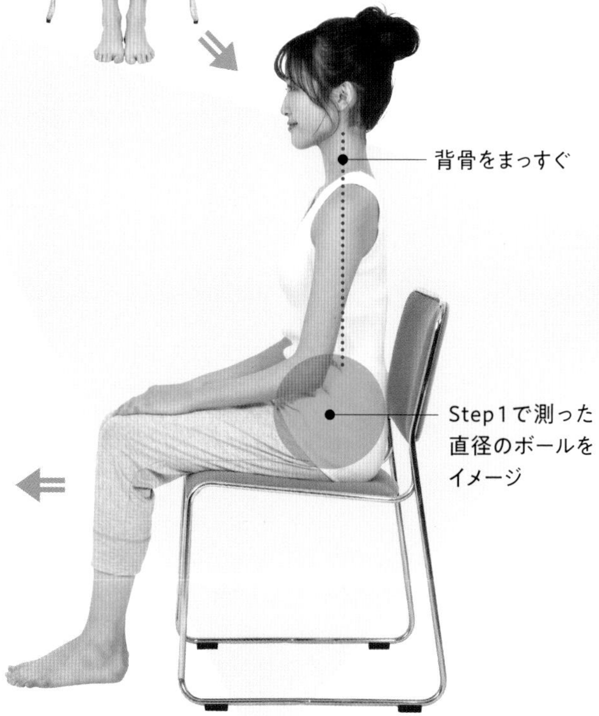
背骨をまっすぐ
Step 1で測った直径のボールをイメージ

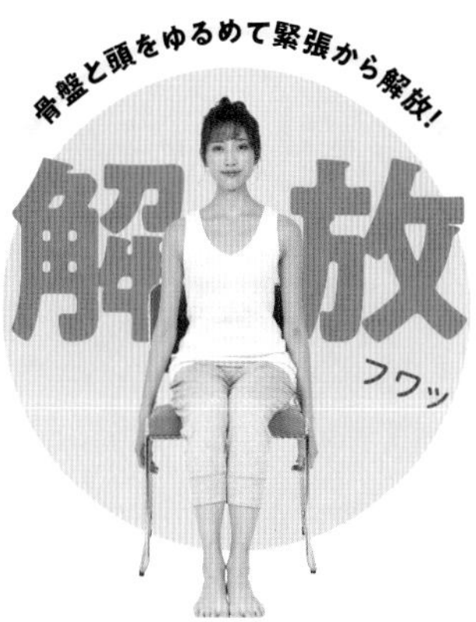
骨盤と頭をゆるめて緊張から解放!
解放
フワッ

胸痛

頭をゆるめて痛みを解消する方法 3

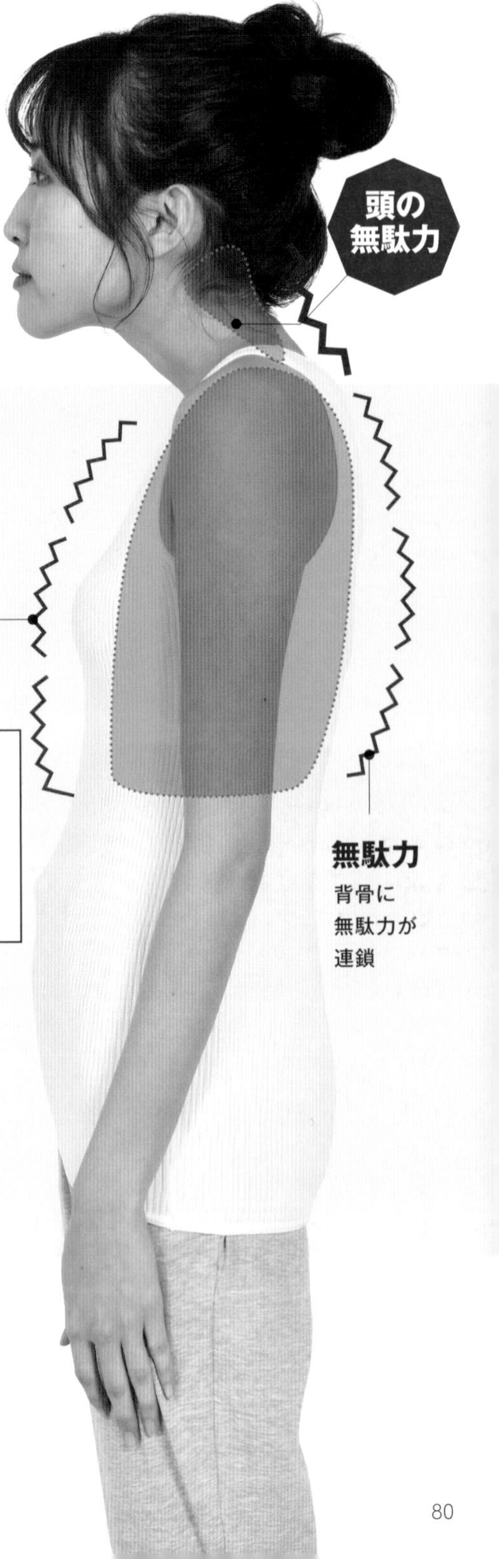
頭の無駄力
無駄力
背骨とつながる肋骨が動きづらくなる
無駄力
背骨に無駄力が連鎖

頭の無駄力が原因で

首の後ろの無駄力から背骨も緊張! 背骨とつながる肋骨のまわりの筋肉も固まってしまう!

コレが原因

背骨が固まることで肋骨が動きづらくなる

首後ろの無駄力と連動し、背骨が緊張します。背骨は肋骨と関節でつながっているので、肋骨の動きも悪くなり、そのまわりの筋肉もガチガチに。肋骨のまわりの筋肉は呼吸を担当しているので、息をするたびに痛みを感じることも。

背中を息でふくらませる

背中まで空気をいっぱい吸い込み、
肋骨や背骨をストレッチ!

Step 1

クッションを抱え、
イスの背もたれに向
かって寄りかかる

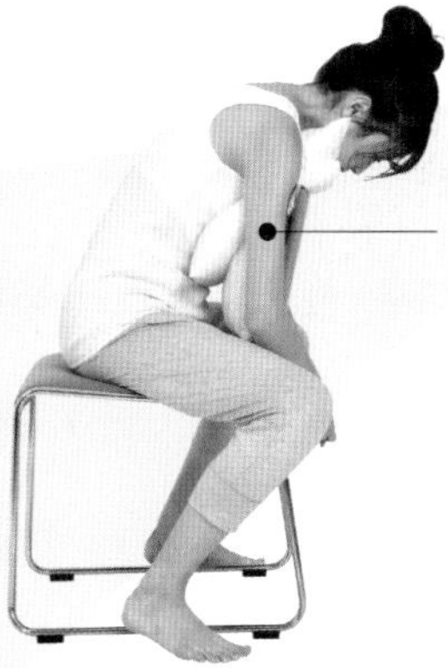

背もたれの間に
クッションを抱え
て寄りかかる

Step 2

鼻呼吸で背中を
ふくらませる

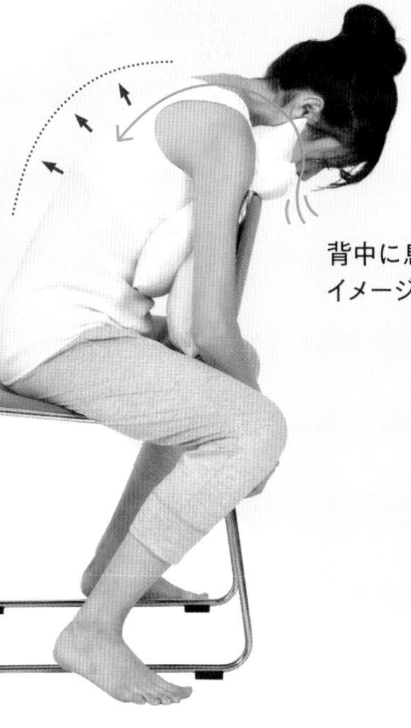

背中に息が入る
イメージ

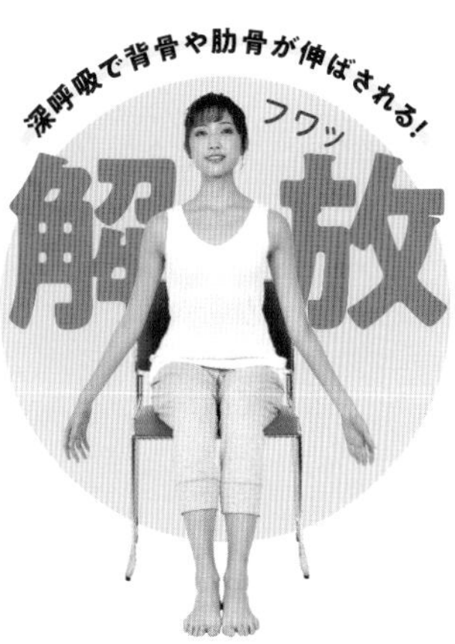
深呼吸で背骨や肋骨が伸ばされる!
フワッ
解放

頭をゆるめて痛みを解消する方法 4

首痛

頭の無駄力
が原因で

首の後ろの認識エラー!
首の筋肉を骨だと勘違いして固めてしまう!

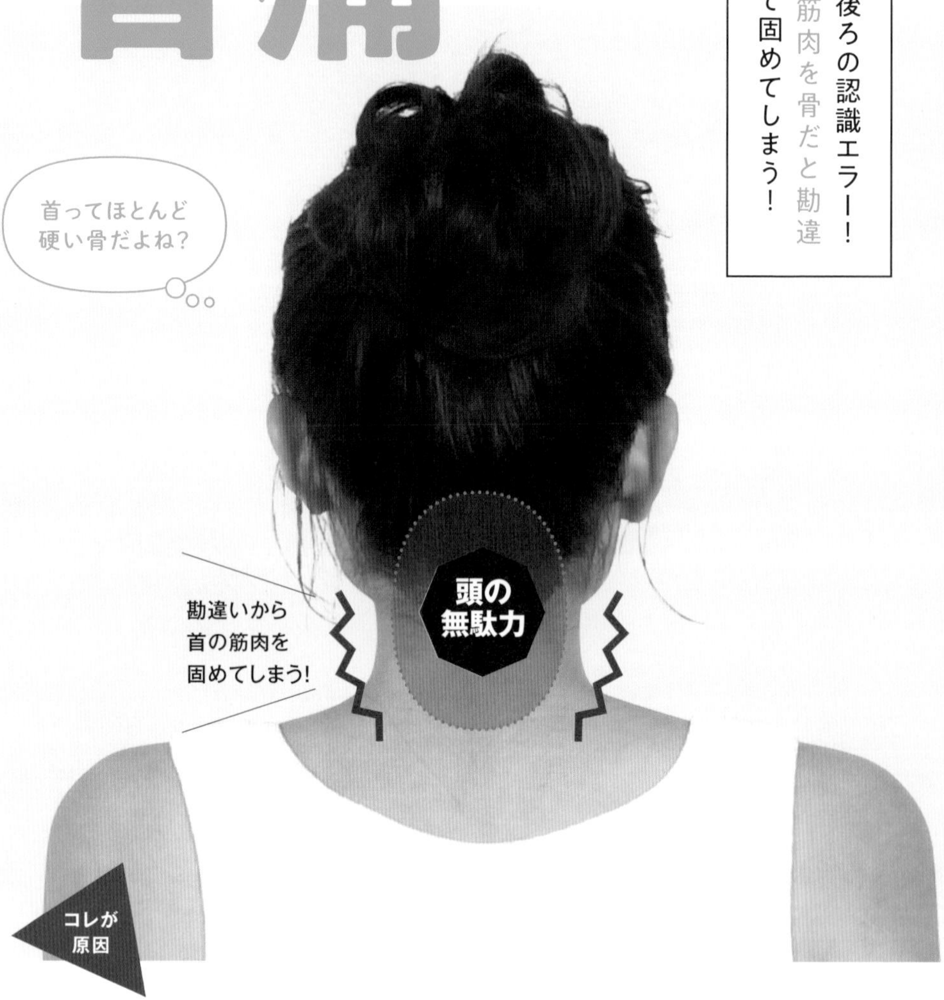
首ってほとんど
硬い骨だよね?
勘違いから
首の筋肉を
固めてしまう!
頭の
無駄力
コレが
原因

首の筋肉を固めてしまうと痛みにつながる!

首の骨は、指2本分くらいの太さで、あとは筋肉。 しかし、首の筋肉を硬い骨だと勘違いして、固めてしまうことが多いです。 認識のエラーから筋肉を固めてしまうことで、首が緊張して痛みにつながります。

正しい首の骨の位置を感覚で理解する

P74で紹介した首の骨の位置を実際に体感して確認する!

Step 1

水を飲む

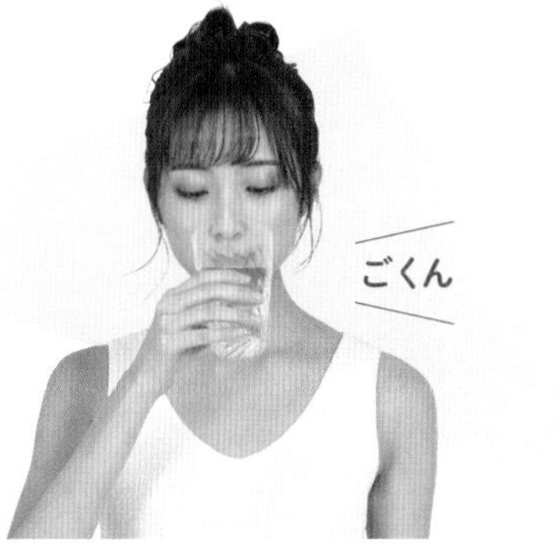
ごくん

Step 2

ごくんと飲むところのすぐ後ろに骨があるとイメージする

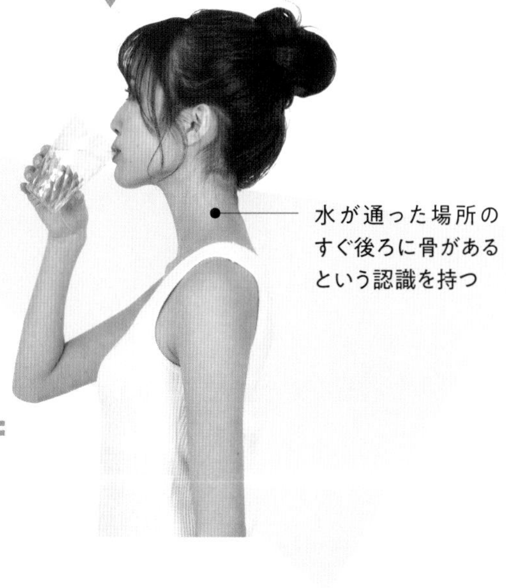
水が通った場所のすぐ後ろに骨があるという認識を持つ

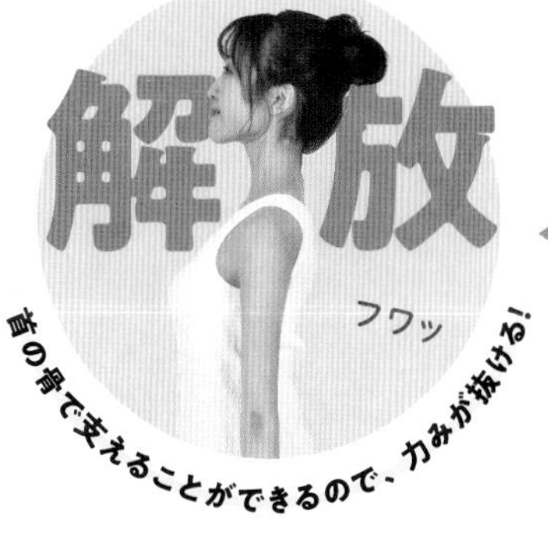
解放
フワッ
首の骨で支えることができるので、力が抜ける!

頭痛

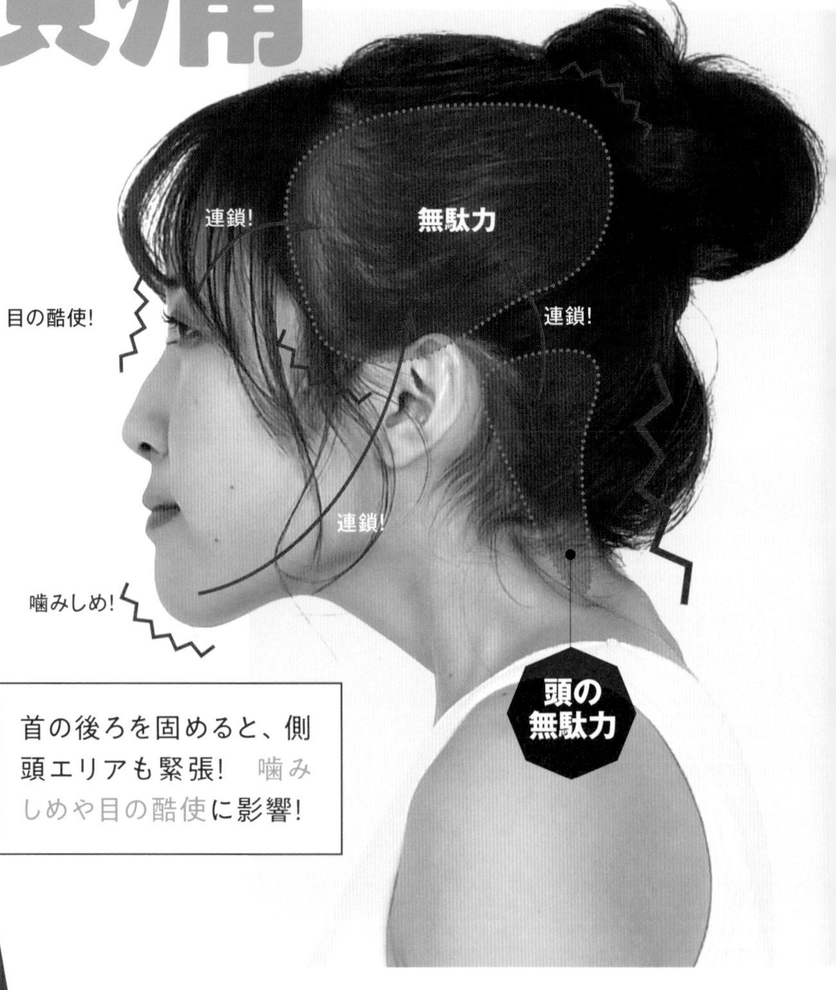
連鎖!
無駄力
目の酷使!
連鎖!
連鎖!
噛みしめ!
頭の無駄力

頭の無駄力が原因で

首の後ろを固めると、側頭エリアも緊張! 噛みしめや目の酷使に影響!

コレが原因

噛みしめや考え込み、目の酷使などの影響も!

頭の無駄力によって、頭のサイド(側頭)まで緊張が及びます。 それが頭痛につながりますが、側頭の筋肉は噛むことを担当したり、目を使いすぎることで固まったりするので、噛みしめや目の酷使から頭痛が起こることも。

耳をピザ生地のように放射状に引っ張る

緊張で縮こまった側頭の筋肉を伸ばしてほぐす!

Step 1

耳を両手で持って
放射状に引っ張る

頭に沿うように、やや後ろに向かって引っ張る

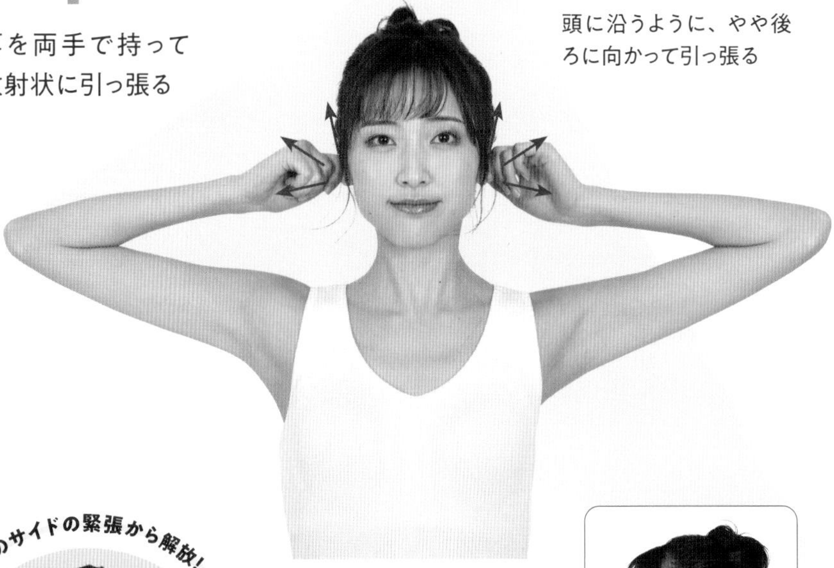

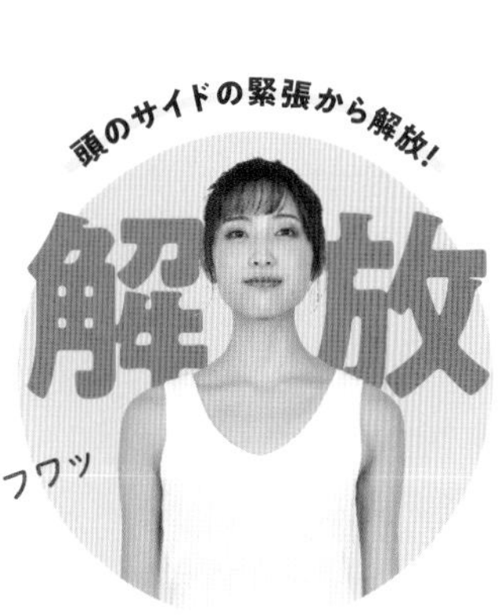

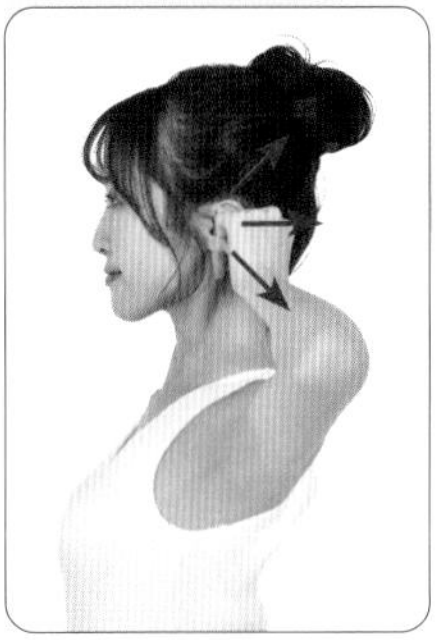

横から見ると…
放射状にやや後ろに向かって引っ張る

頭をゆるめて痛みを解消する方法 6

あご痛

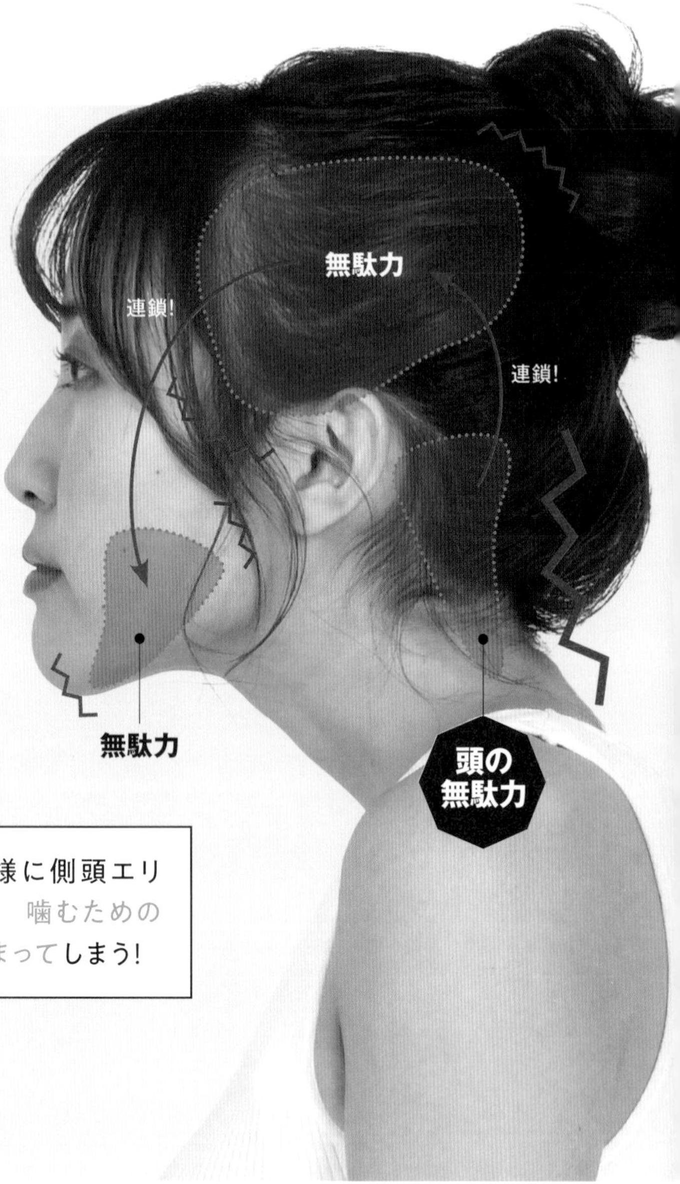

頭の無駄力
が原因で

頭痛と同様に側頭エリアが緊張! 噛むための筋肉が固まってしまう!

コレが原因

こめかみを骨と勘違いすると筋肉が緊張する

噛む筋肉は、側頭エリアから頬骨の下を通って下あごまでつながっています。つまり、こめかみのあたりも分厚い筋肉なのですが、これを硬い骨だと勘違いし、緊張してしまうことも。 これがあごの痛みとも関係しています。

下あごを下に開いて息を吐く

ストレスによる噛みしめや、
あごの筋肉そのものにアプローチ!

Step 1

楽しいことを考える

ポジティブな
イメージ
好きな音楽
楽しいこと

ポジティブなイメージで、ストレスによる噛みしめをゆるめる!

Step 2

鼻から息を吸って下あごを下に開いてハーッと息を吐く

ハー
下あごを
ムリのない範囲で
目一杯広げる

深い呼吸でストレスも軽減!
解放
フワッ

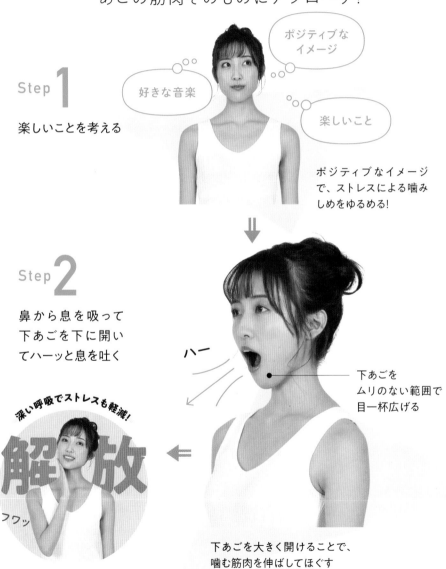

下あごを大きく開けることで、
噛む筋肉を伸ばしてほぐす

頭をゆるめて痛みを解消する方法7

肩痛

頭の無駄力が原因で

自然に肩が上がってしまい、肩と腕をつなぐ筋肉が突っ張ってしまう！

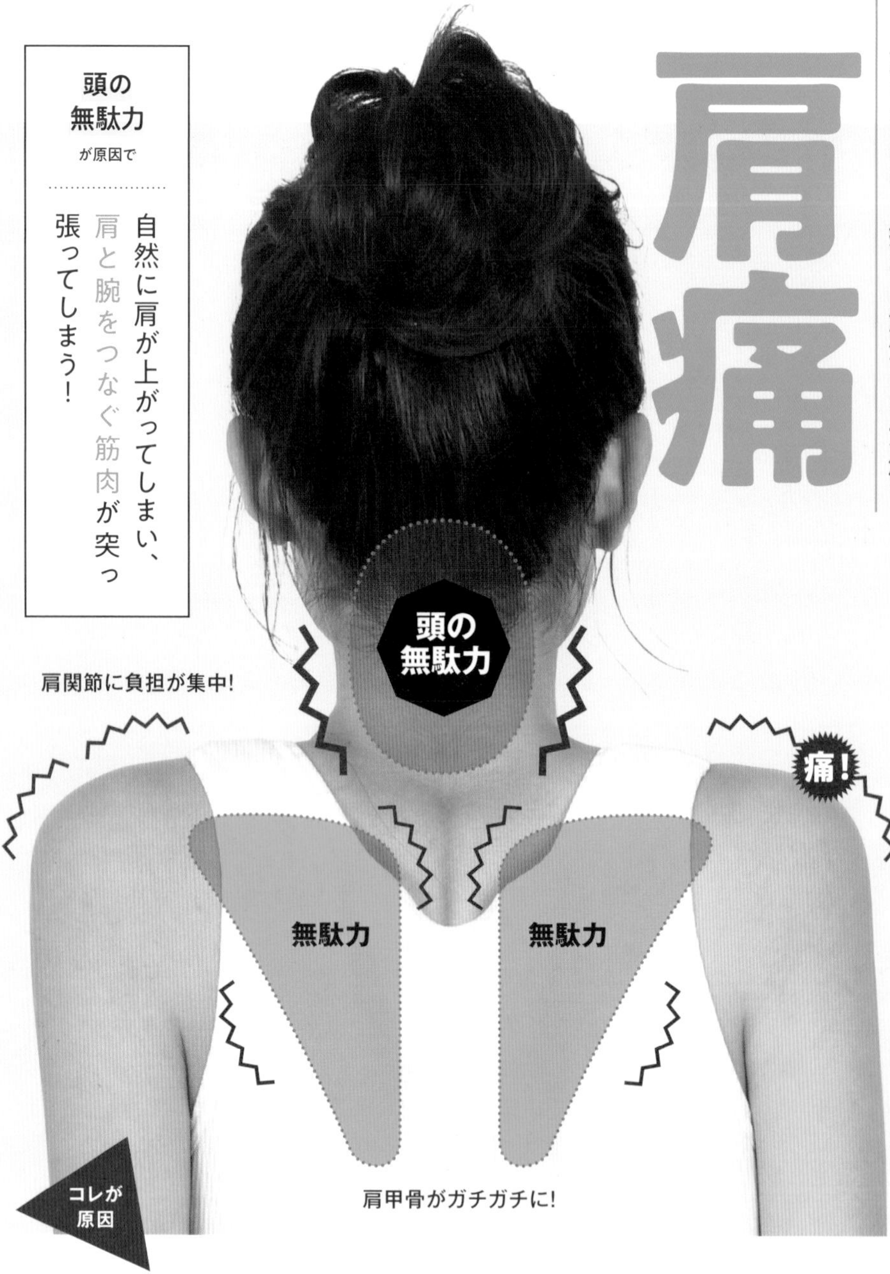

頭の無駄力
肩関節に負担が集中!
痛!
無駄力
無駄力
肩甲骨がガチガチに!
コレが原因

腕のつけ根は肩だと思い込むと痛みが出る

解剖学では、腕には鎖骨や肩甲骨も含まれ、実際に腕と一緒にこれらの骨も動きます。 つまり、腕のつけ根は肩ではなく、胸の中心にある鎖骨のつなぎ目。 肩から動くものだという勘違いで、肩関節の負担が増えてしまうのです。

壁につま先をつけて立ち、腕を真上に伸ばす

肩甲骨まで思い切り伸ばし、肩関節の負担を軽減する!

Step 1

壁につま先を
つけて立つ

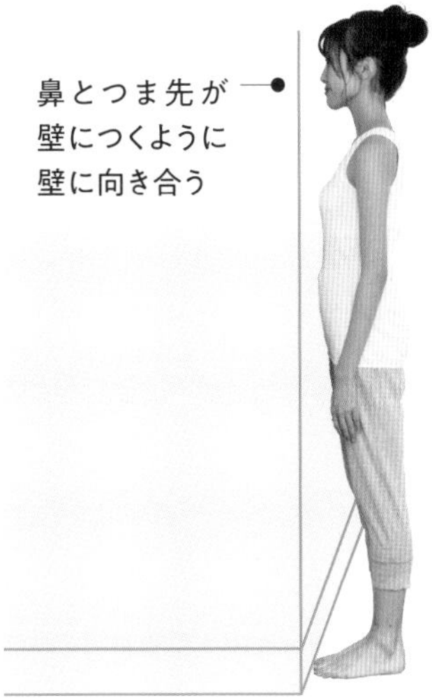
鼻とつま先が
壁につくように
壁に向き合う

Step 2

壁に沿って腕を真上に
目一杯伸ばす

小指を突き上
げるように限
界まで上げる
かかとは
浮かないように

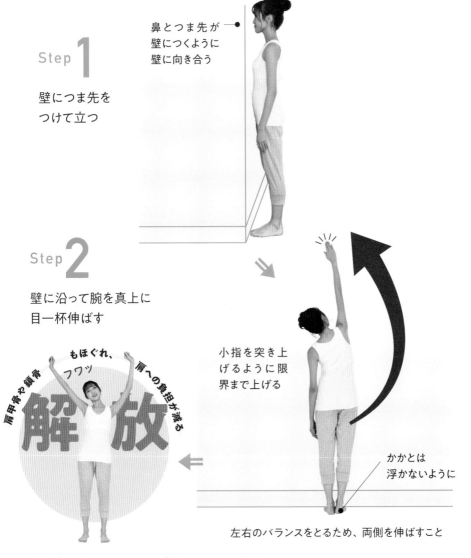

肩甲骨や鎖骨もほぐれ、肩への負担が減る
フワッ
解放

左右のバランスをとるため、両側を伸ばすこと

背中痛

頭をゆるめて痛みを解消する方法 8

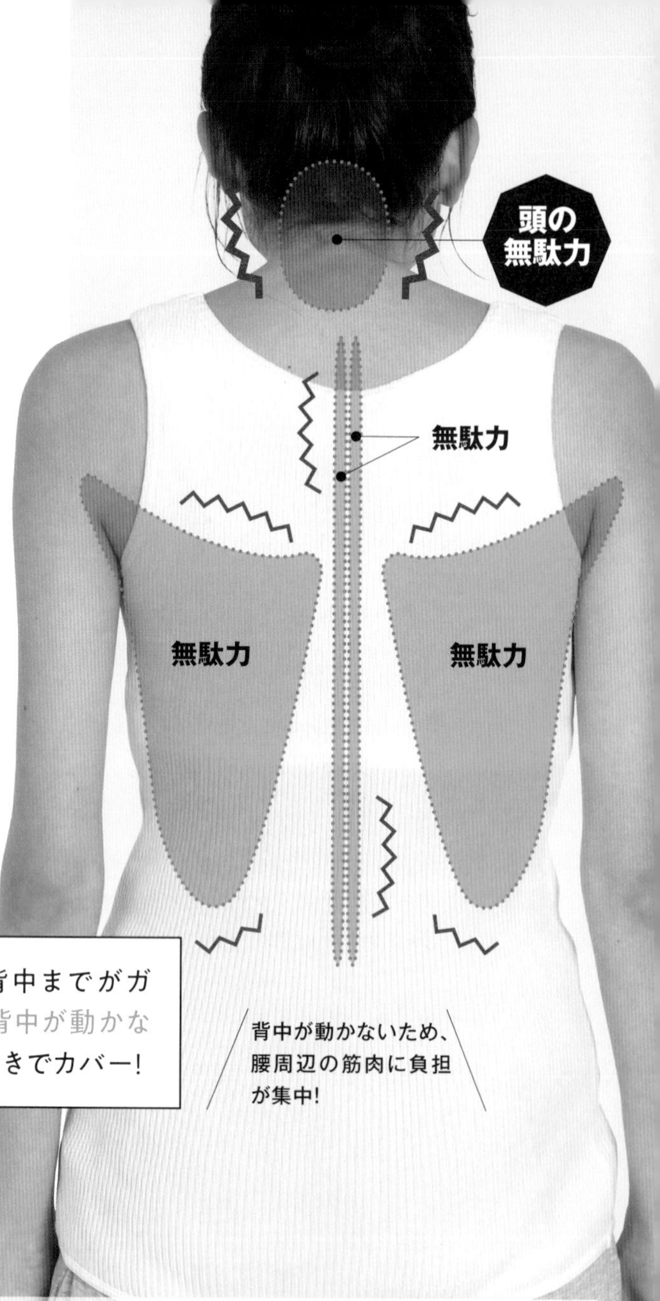
頭の無駄力
無駄力
無駄力
無駄力
背中が動かないため、腰周辺の筋肉に負担が集中!

頭の無駄力が原因で

首後ろから背中までがガチガチに! 背中が動かないので腰の動きでカバー!

コレが原因

背中を日常的に動かさないため、固まってしまう!

首後ろの緊張で背中も固まりますが、背中は日常的に動かすことが少ない部位。動かさなければ当然固まるわけで、動かない背中を腰の動きでカバーするため、肋骨下の背中まわり(広背筋)が痛むようになります。

片脚を前に出し、対角の腕を前に伸ばす

背中の筋肉を対角線上に伸ばしてほぐす!

Step 1

片脚を前に出す

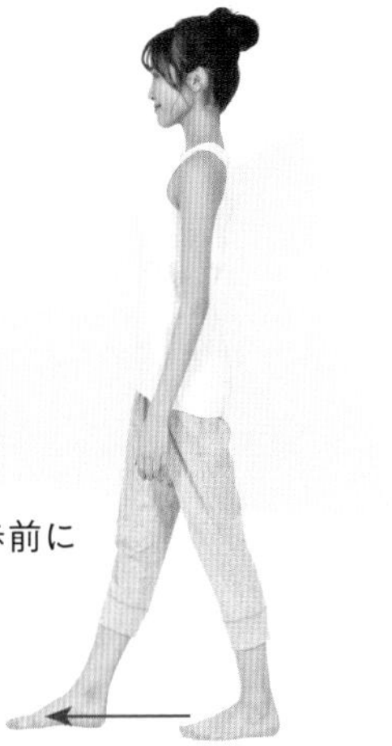
片脚を1歩前に出す

Step 2

前に出した脚と反対側の腕を前に伸ばし、背中全体を思い切り伸ばす

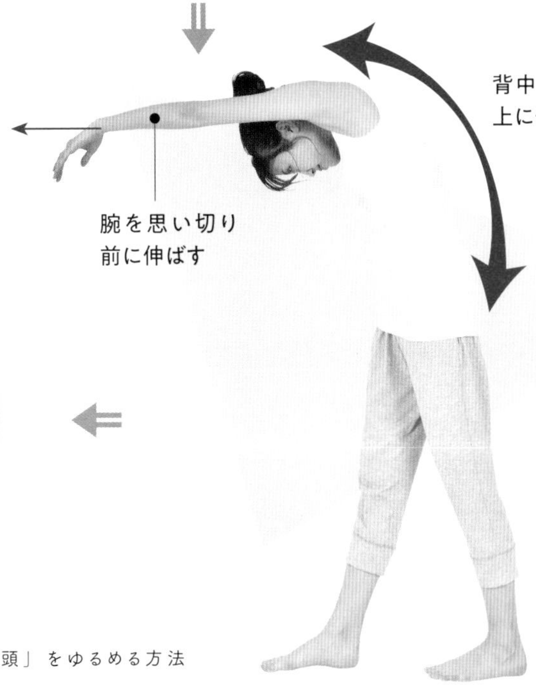
背中が対角線上に伸びる
腕を思い切り前に伸ばす

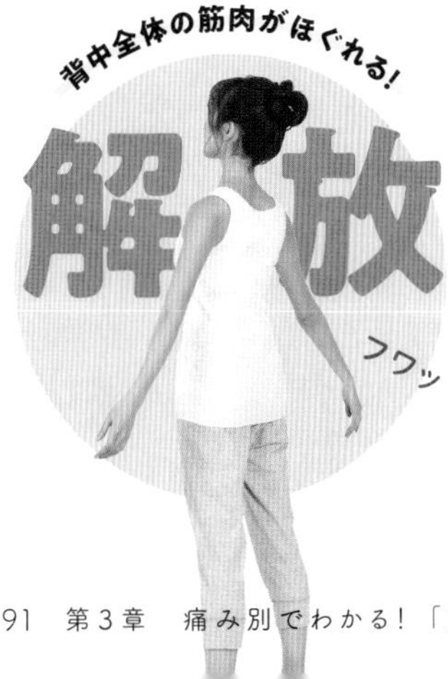
背中全体の筋肉がほぐれる!
解放
フワッ

脇痛

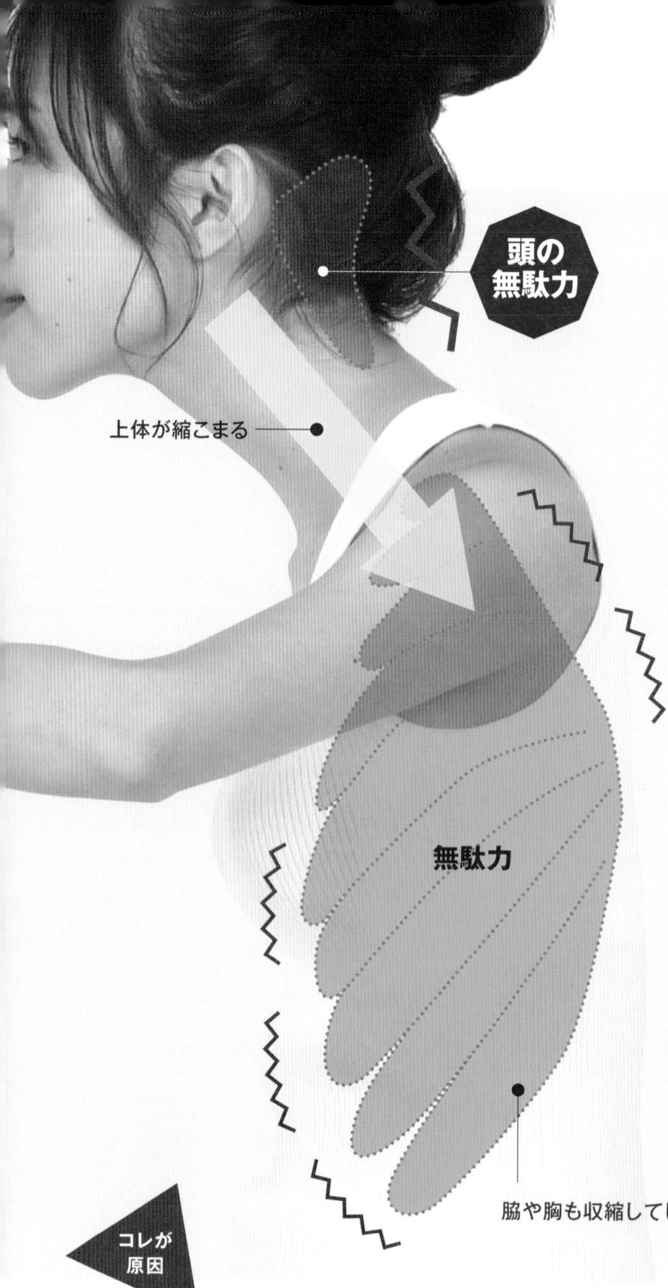
頭の
無駄力
上体が縮こまる
無駄力
脇や胸も収縮してしまう!

頭の
無駄力
が原因で

身を守るように上体を縮こませるため、脇や胸を収縮させて固めてしまう!

コレが
原因

大きなストレスで胸を縮こませて緊張してしまう

悩みごとがあると、頭の無駄力が働くだけでなく、胸を閉じて呼吸も浅くなります。 すると、肋骨のかご(胸郭)が収縮し、脇の筋肉も緊張して痛みを感じるようになります。 この胸郭の収縮が、脇の痛みの主な原因のひとつ。

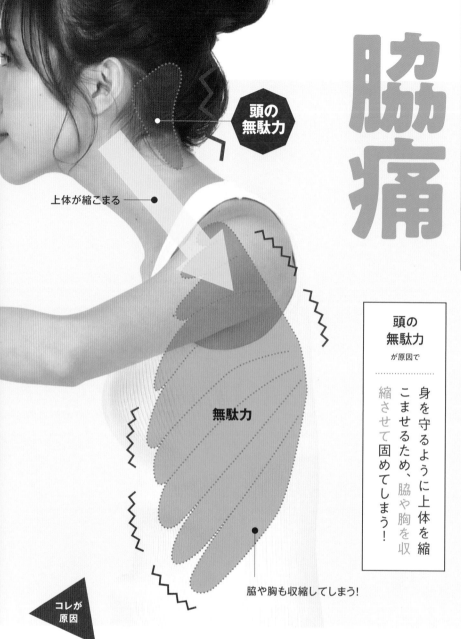

カラダのサイドを思い切り伸ばす

上体を横に倒して伸ばすことで、脇の筋肉の緊張をほぐす!

Step 1

頭ふんわりの上に腕を曲げて乗せる

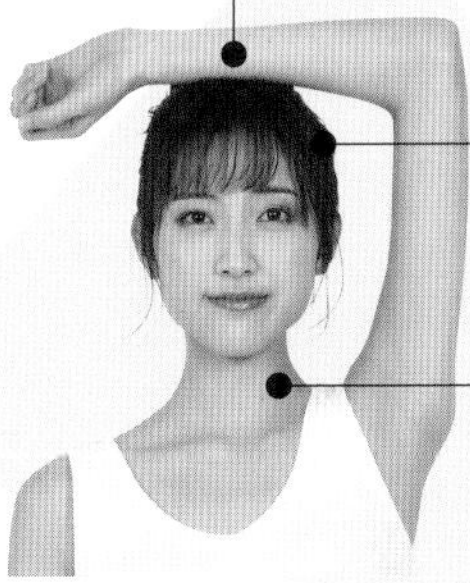
腕を頭のてっぺんに乗せる
頭を前に倒さないように注意
頭ふんわりで伸びた状態を維持

Step 2

上に伸びるイメージで上体を横に傾ける

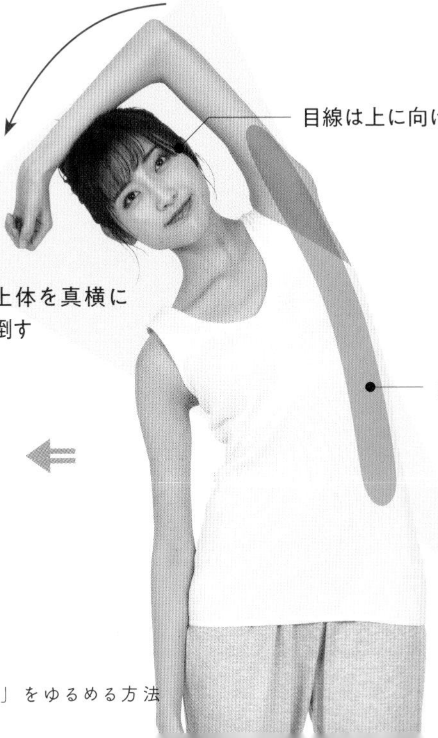
目線は上に向けておく
上体を真横に倒す
脇が伸びる

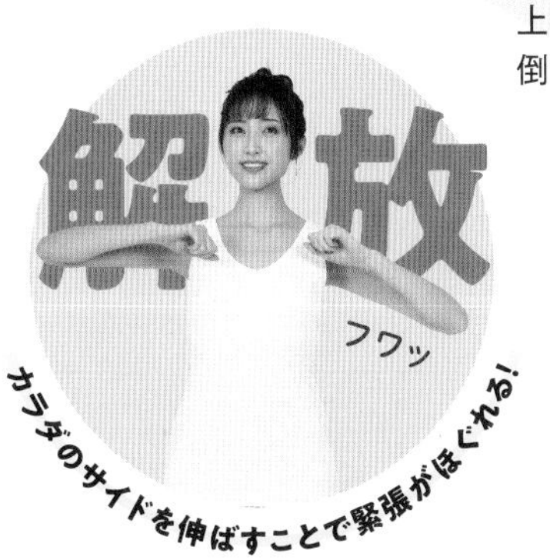
解放
フワッ
カラダのサイドを伸ばすことで緊張がほぐれる!

手首痛

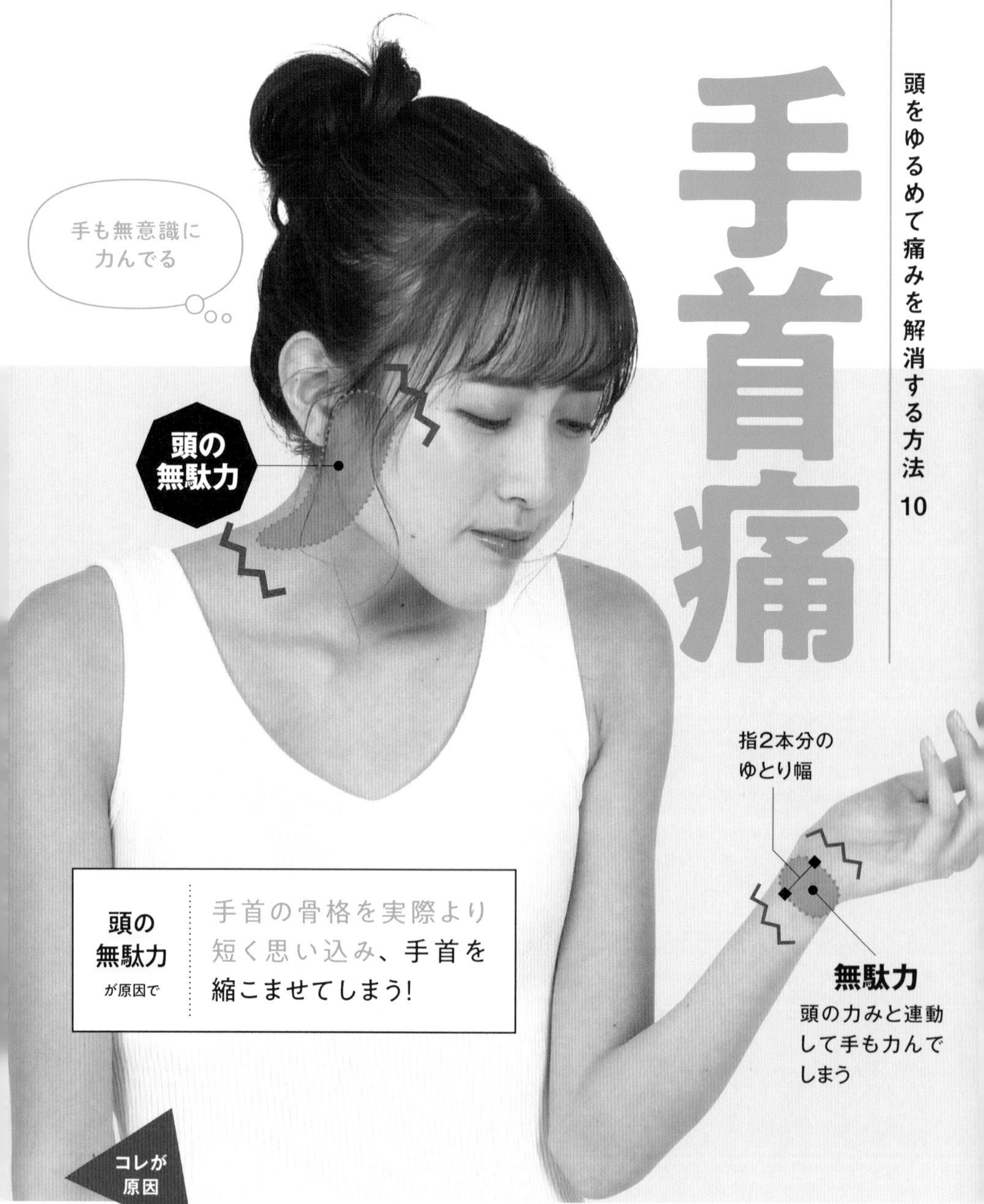
手も無意識に
力んでる
頭の
無駄力
指2本分の
ゆとり幅
頭の
無駄力
が原因で
手首の骨格を実際より
短く思い込み、手首を
縮こませてしまう!
無駄力
頭の力みと連動
して手も力んで
しまう
コレが
原因

親指側3本の指の酷使で緊張してしまう

頭の無駄力で手に力みが生じます。 また、手首の関節は指2本くらいの縦幅で手のつけ根の骨とつながっていますが、このゆとり幅を認識できずに縮めてしまうことも。 親指側3本指だけ使いすぎることも手首の緊張を生みます。

手を引っ張りながら ブルブルまわす

縮こませてしまった手首関節をゆすって脱力させる!

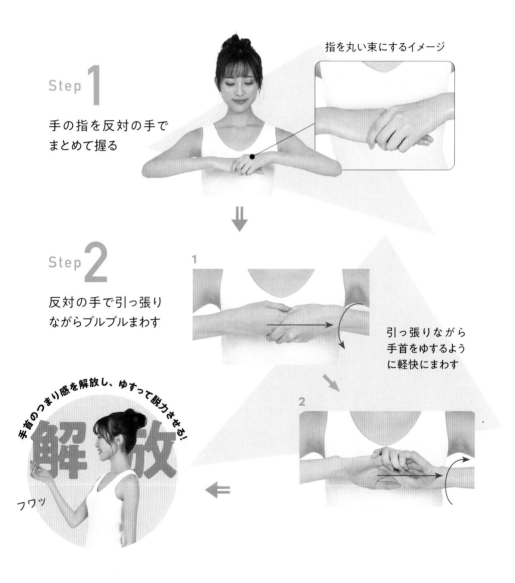

指を丸い束にするイメージ

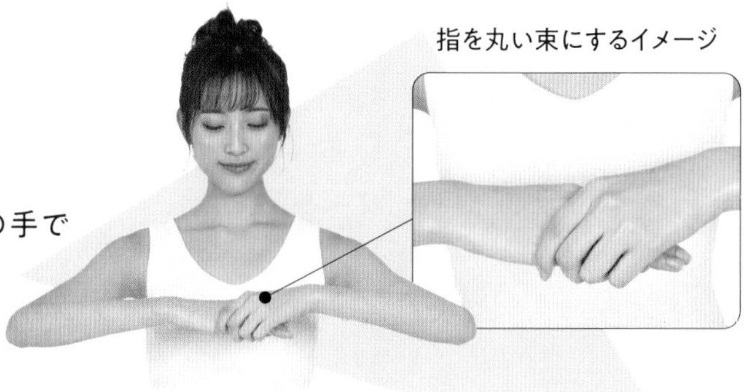

Step 1

手の指を反対の手で
まとめて握る

Step 2

反対の手で引っ張り
ながらブルブルまわす

1

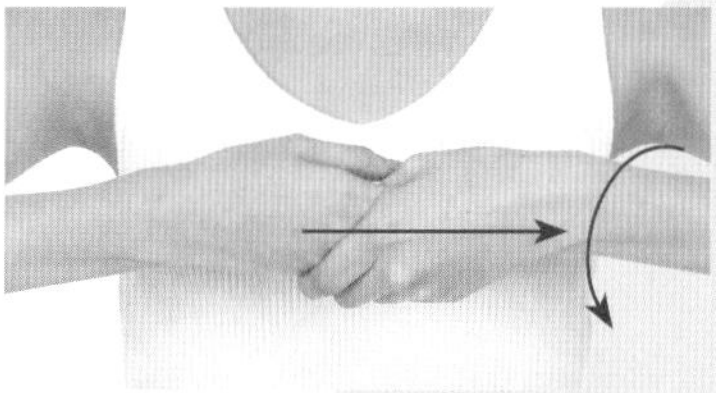

引っ張りながら
手首をゆするよう
に軽快にまわす

2

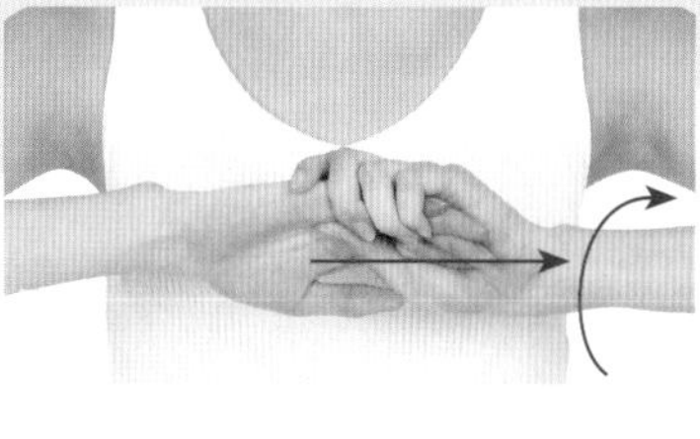

ストレスで
緊張しちゃう

頭をゆるめて痛みを解消する方法 11

腹痛

頭の無駄力が原因で	パイプラインの緊張でストレスへの抵抗力が低下し、お腹も締めつけてしまう!

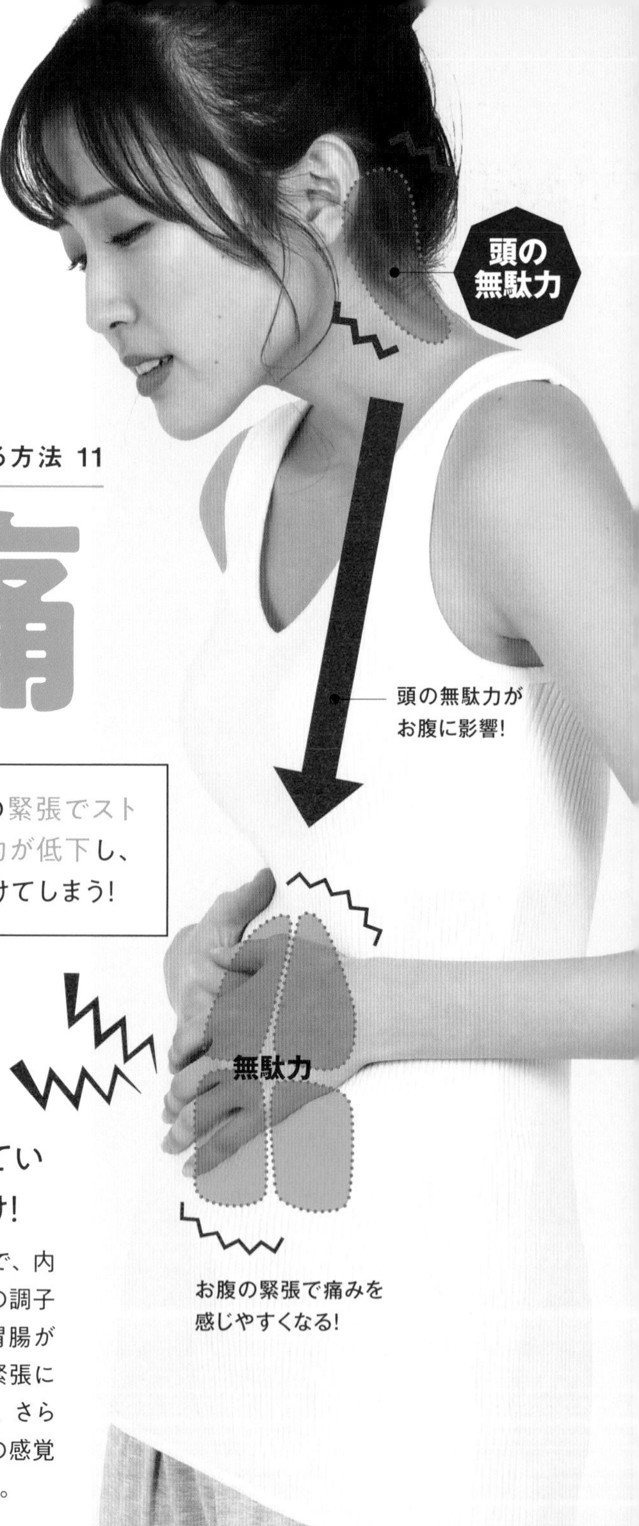
頭の
無駄力
頭の無駄力が
お腹に影響!
無駄力
お腹の緊張で痛みを
感じやすくなる!

コレが
原因

胃腸が活発に動いている状態での締めつけ!

パイプライン(P26)の緊張で、内部環境に乱れが生じてお腹の調子が悪くなることも。また、胃腸が活発に動いているなかで、緊張によるお腹の締めつけが働き、さらに痛みを増長します。痛みの感覚を過剰に感じてしまう状態に。

お腹に手を当てて、深呼吸する

お腹をやさしく温めながら、深呼吸でお腹の締めつけをゆるめる!

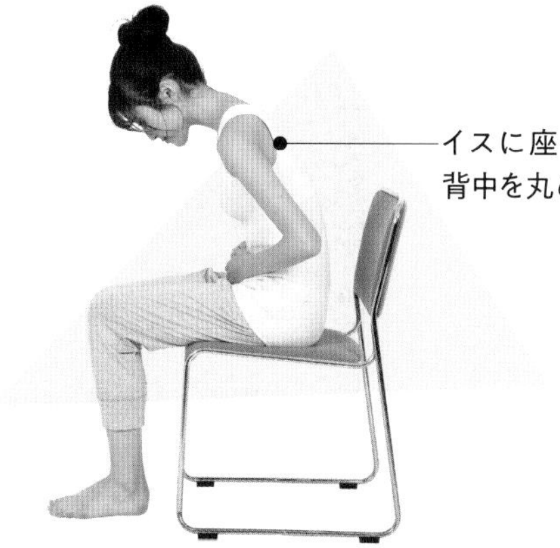
イスに座って
背中を丸める

Step 1

お腹に手を当てて背中を丸める

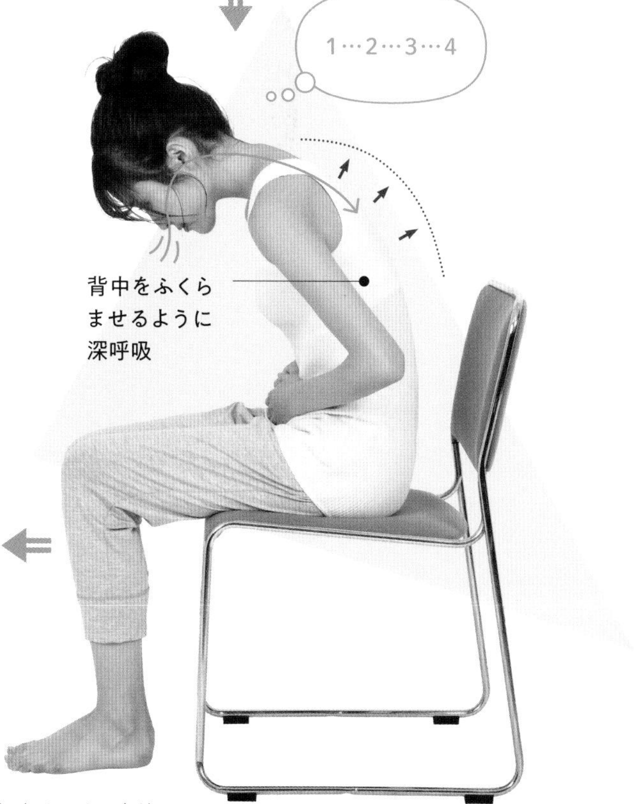
1…2…3…4
背中をふくらませるように深呼吸

Step 2

背中がふくらむように4カウントの深呼吸をする

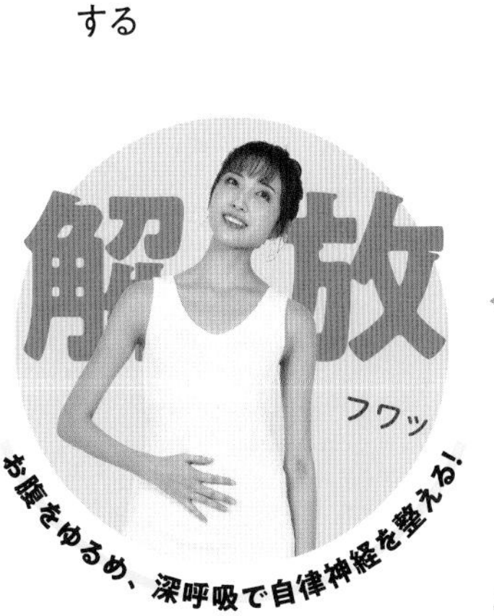
解放
フワッ
お腹をゆるめ、深呼吸で自律神経を整える!

股関節痛

頭の 無駄力 が原因で	頭の位置がズレて、バランスをとるために下半身の動きが乱れる

コレが原因

頭の位置ズレが太ももに影響!

頭の無駄力で、頭の位置が前方にズレると、バランスをとるために下半身の動きも通常とは異なる動作をとることになります。 太ももの動きに乱れが生じることで、股関節への締めつけや負担が増し、痛みが出るようになります。

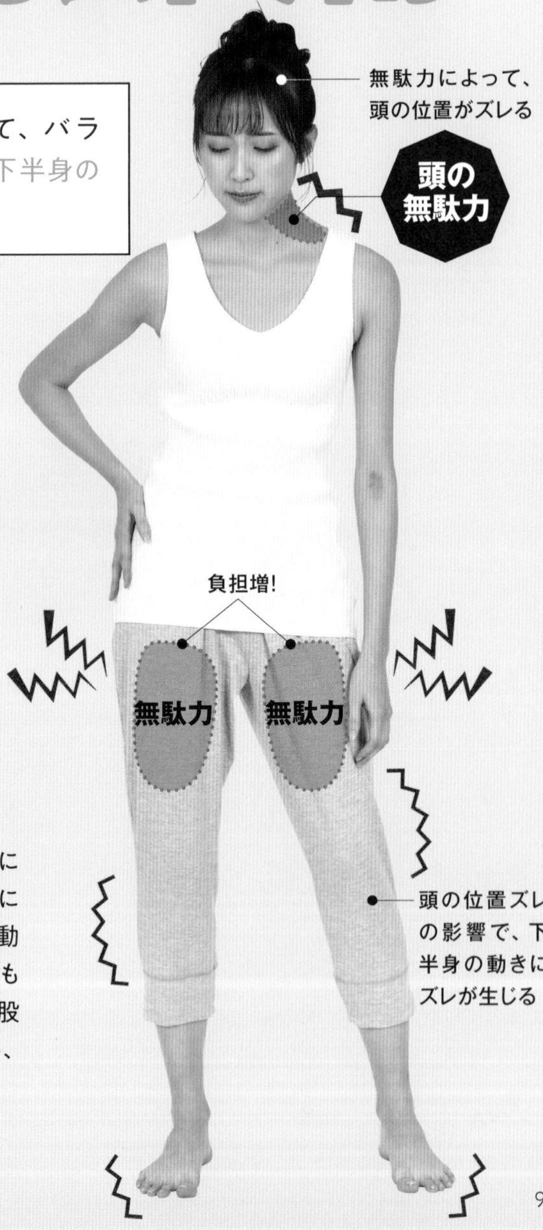
無駄力によって、頭の位置がズレる
頭の無駄力
負担増!
無駄力
無駄力
頭の位置ズレの影響で、下半身の動きにズレが生じる

ビッグマウスから股関節を曲げる

カラダを縮こませないようにし、股関節を曲げる感覚をつかむ!

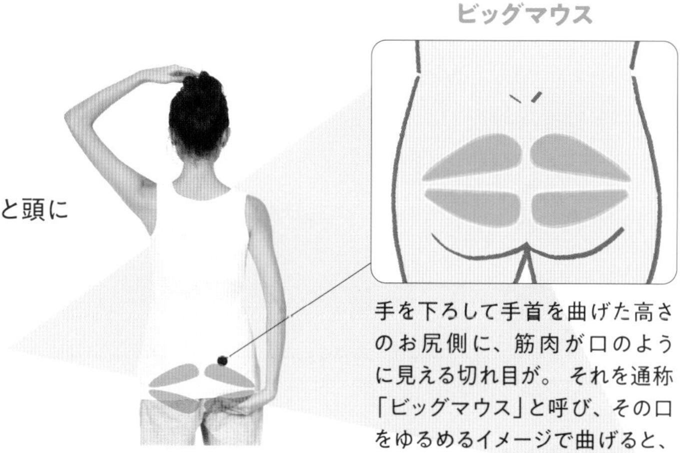
ビッグマウス

手を下ろして手首を曲げた高さのお尻側に、筋肉が口のように見える切れ目が。それを通称「ビッグマウス」と呼び、その口をゆるめるイメージで曲げると、股関節を曲げやすい。

Step 1

ビッグマウスと頭に手を当てる

Step 2

両手で挟んだカラダの長さを変えないように、ビッグマウスを開くように折り曲げる

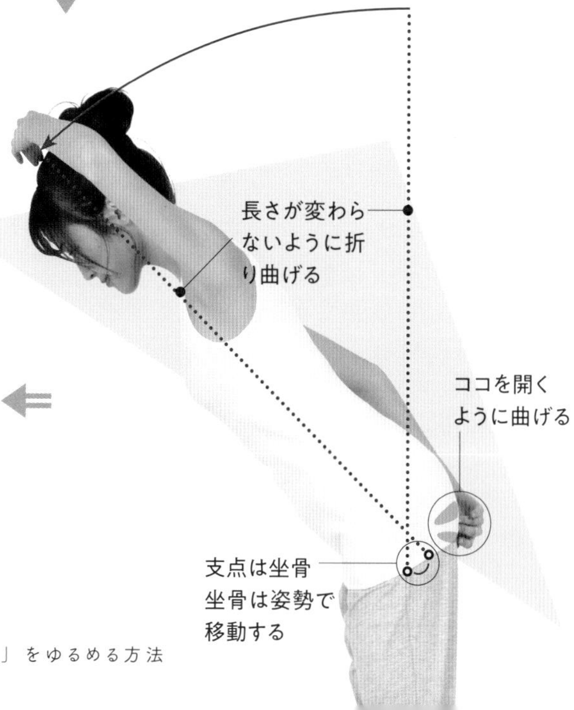
長さが変わらないように折り曲げる
ココを開くように曲げる
支点は坐骨
坐骨は姿勢で移動する

解放
フワッ
股関節の動きを整えて解放!

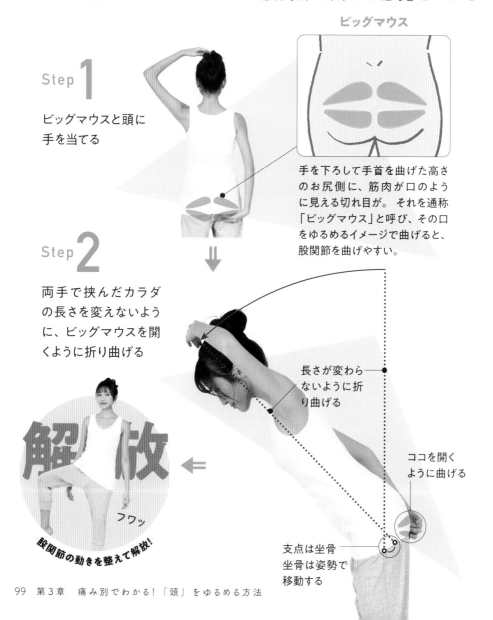

坐骨神経痛

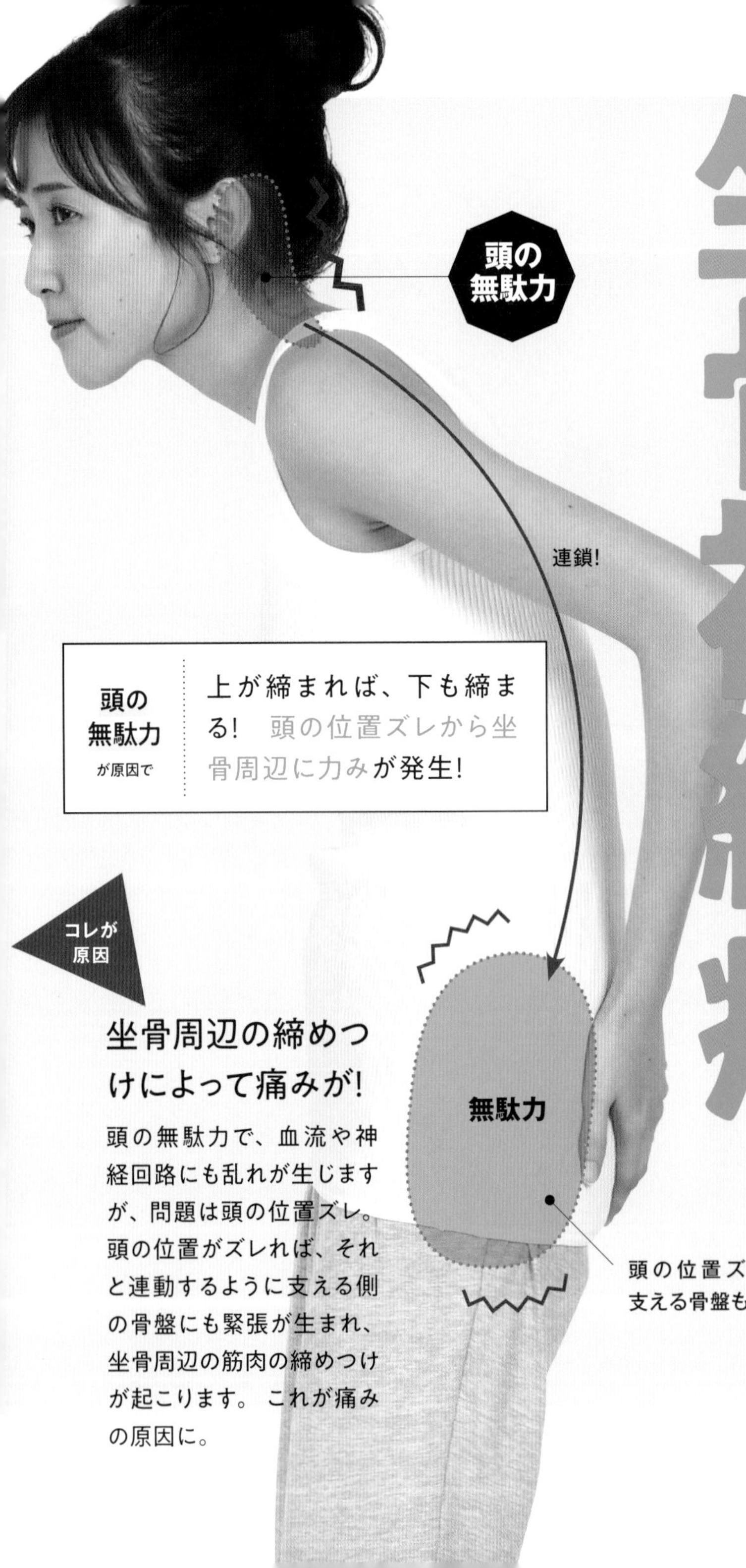

頭の無駄力が原因で

上が締まれば、下も締まる! 頭の位置ズレから坐骨周辺に力みが発生!

コレが原因

坐骨周辺の締めつけによって痛みが!

頭の無駄力で、血流や神経回路にも乱れが生じますが、問題は頭の位置ズレ。頭の位置がズレれば、それと連動するように支える側の骨盤にも緊張が生まれ、坐骨周辺の筋肉の締めつけが起こります。これが痛みの原因に。

片脚をイスに乗せて お尻を伸ばす

坐骨周辺の筋肉の緊張をゆるめて痛みを軽減!

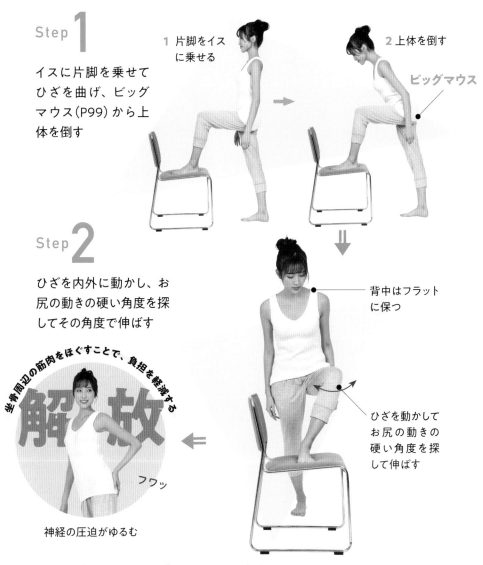

Step 1

イスに片脚を乗せてひざを曲げ、ビッグマウス(P99)から上体を倒す

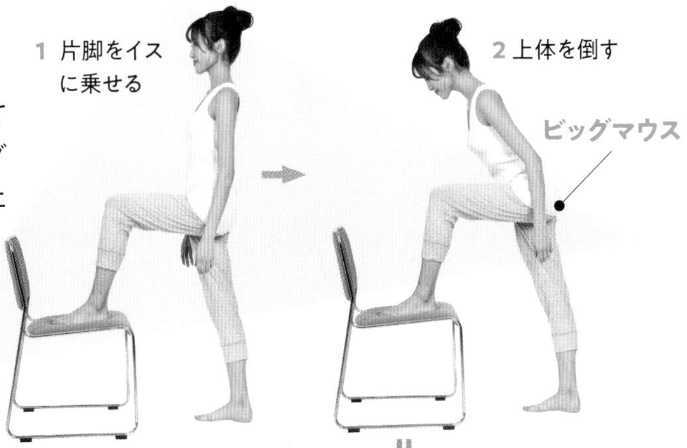
1 片脚をイスに乗せる
2 上体を倒す
ビッグマウス

Step 2

ひざを内外に動かし、お尻の動きの硬い角度を探してその角度で伸ばす

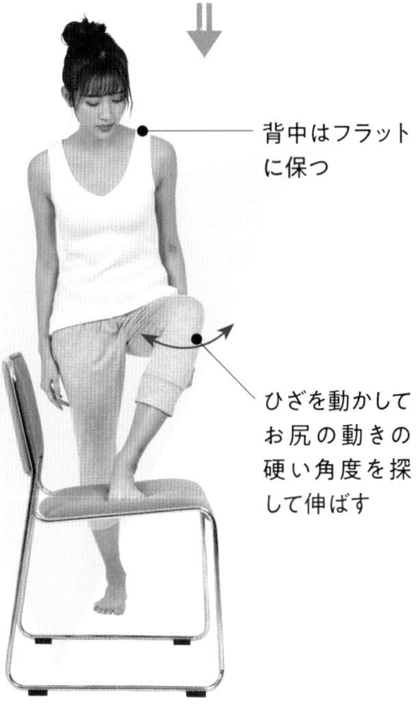
背中はフラットに保つ
ひざを動かしてお尻の動きの硬い角度を探して伸ばす

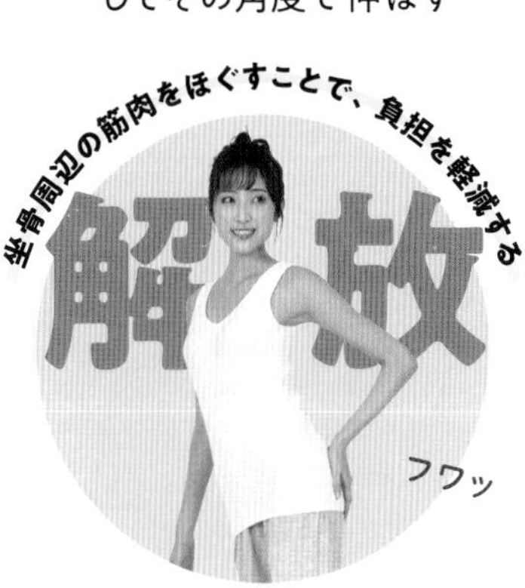
坐骨周辺の筋肉をほぐすことで、負担を軽減する
解放
フワッ

神経の圧迫がゆるむ

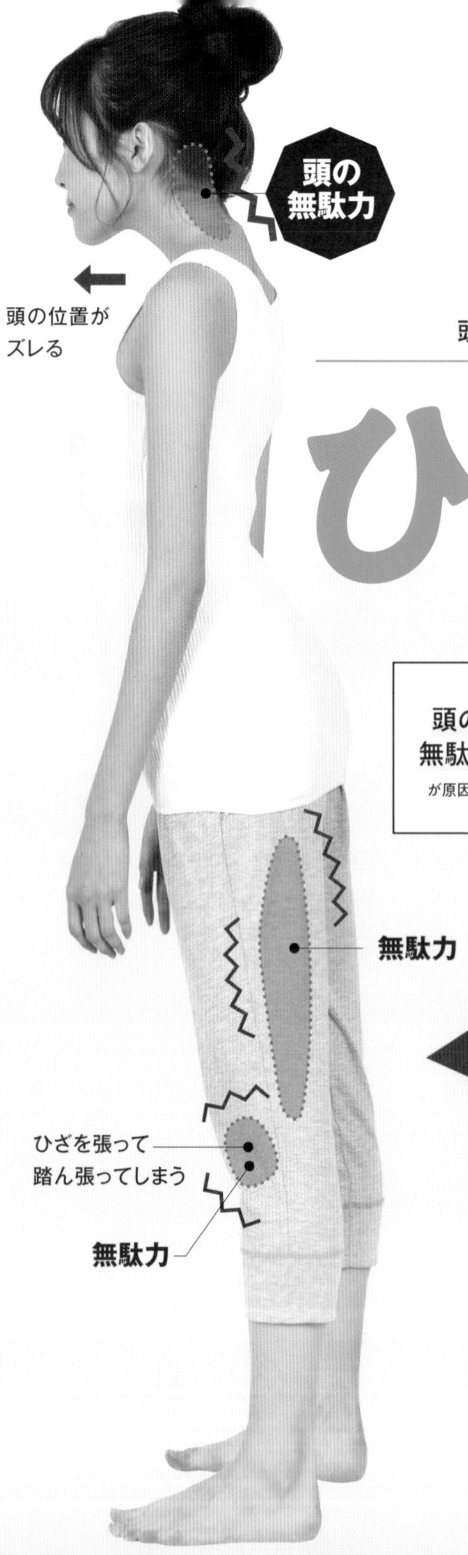
頭の
無駄力
頭の位置が
ズレる
無駄力
ひざを張って
踏ん張ってしまう
無駄力

ひざ痛

頭の無駄力 が原因で	頭の無駄力と連動し、ひざも張って力んでしまう! ひざ関節のイメージも影響!

コレが原因

ひざをピンと張ってしまうと無駄力が発生!

頭の位置ズレでバランスが崩れ、ひざを張って踏ん張ることに。すると、ひざへの負荷が増して、やがて痛みへと発展します。また、ひざの関節は前側にある皿だと誤認していることも多く、骨でうまく支えるイメージがないことも原因に。

もも裏を持ってひざから下をゆらゆら揺らす

もも裏を持って、ひざから下を揺らして脱力!

Step 1

イスに座って、片脚を持ち上げる

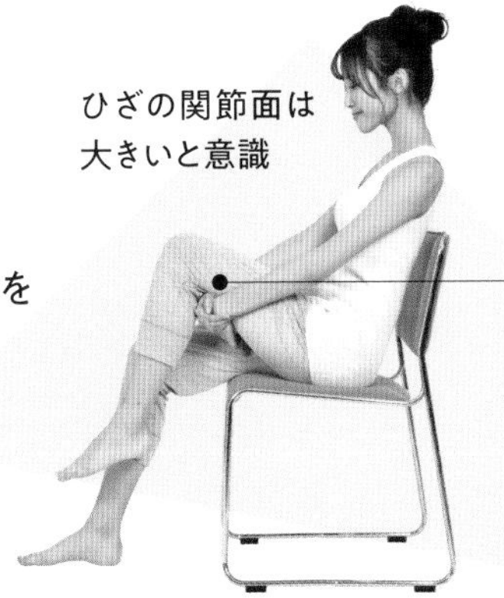
ひざの関節面は
大きいと意識

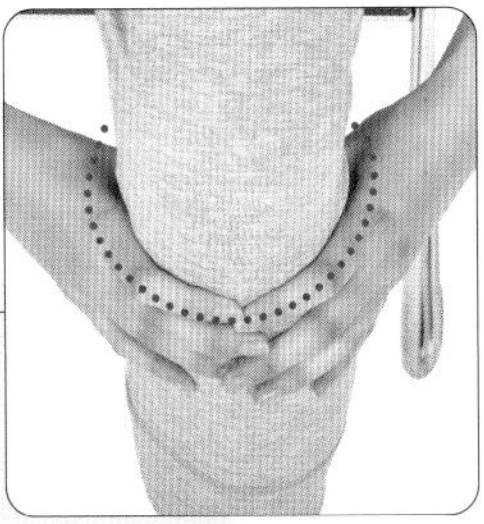
ひざ関節は両手でつくった円くらい大きいので、体重を十分に支えられるとイメージ

Step 2

ひざから下をゆらゆら揺らす

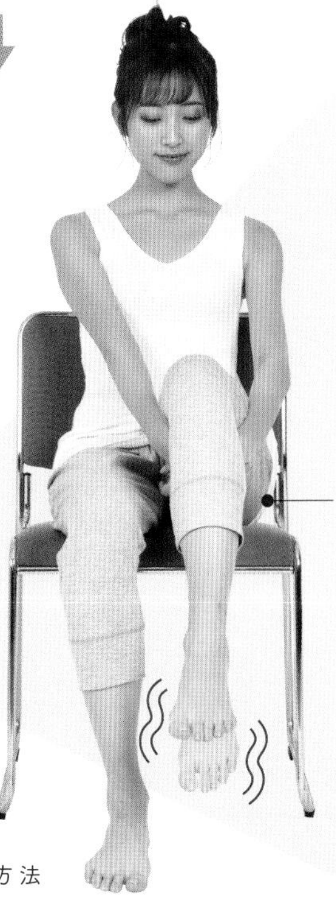
ひざから下の力を
抜いてユラユラと
縦に揺らす

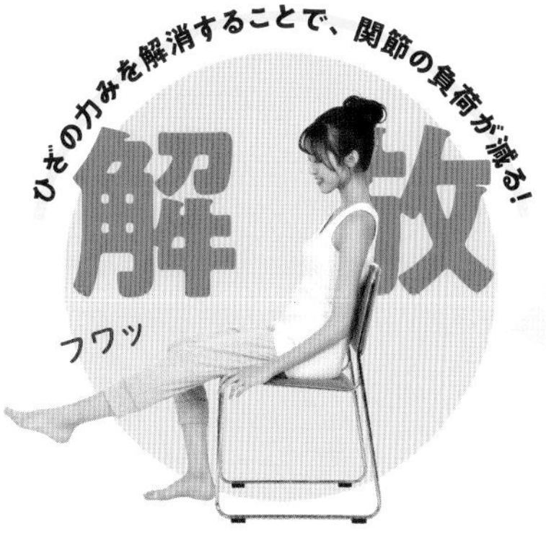
ひざの力みを解消することで、関節の負荷が減る!
解放
フワッ

足首痛

頭をゆるめて痛みを解消する方法 15

頭の無駄力
が原因で

無駄に力んで足首が緊張！ 足首を押しつぶしてしまう！

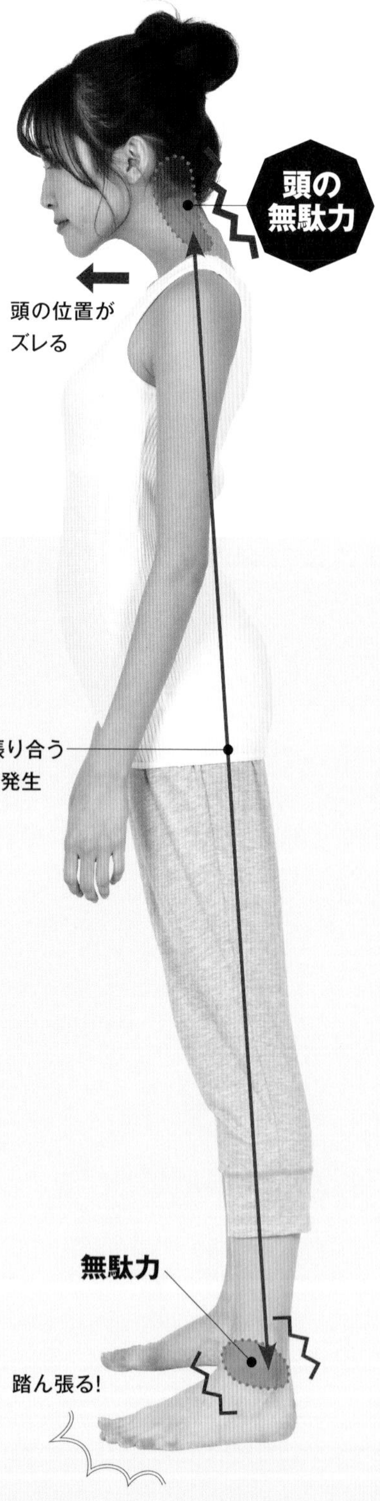
頭の無駄力
頭の位置がズレる
両端で引っ張り合うように力みが発生
無駄力
踏ん張る!

コレが原因

必要以上に踏みしめすぎている!

頭の無駄力と連動した足首の力みで、地面を踏みしめすぎているのが原因。さらに、くるぶしから足裏までは拳ひとつ分の高さがあるのに、実際より低くイメージしているため、足首を必要以上に圧縮している傾向が。

足首の高さを誤認!

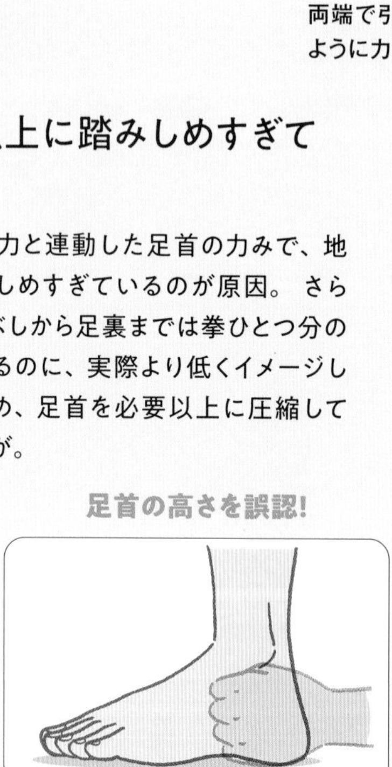

両足をぴったりつけて小指側で立つ

足への正しい体重のかけ方を感覚的に身につける！

Step 1

すねの骨とアキレス腱、かかとの骨にさわる

1 すねの骨にさわる

2 アキレス腱にさわる

3 かかとの骨にさわる

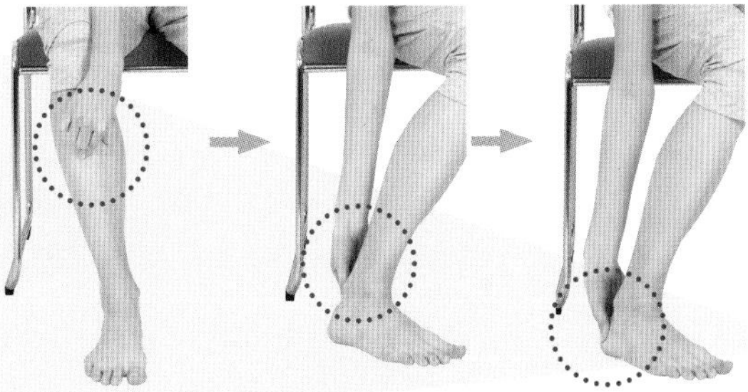

Step 2

両足をぴったりとつけ、足裏の外側で立つ

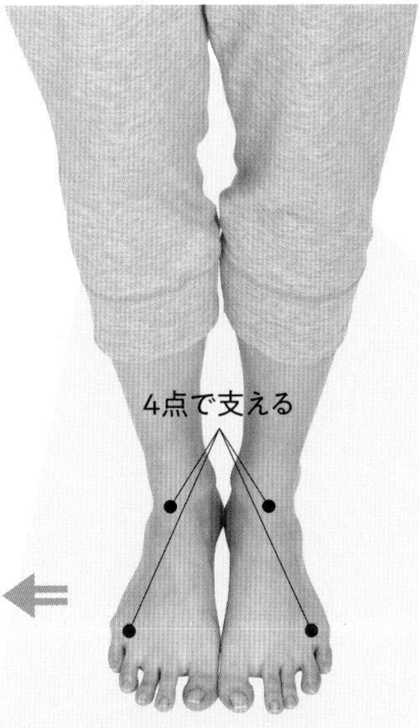

両かかと、小指側のふくらみ（小趾球）の4点で立つことで、足首への荷重が減る

足首からかかとの骨格はL字でなくY字。足首に高さがあることをイメージ

OK 高さがイメージできている

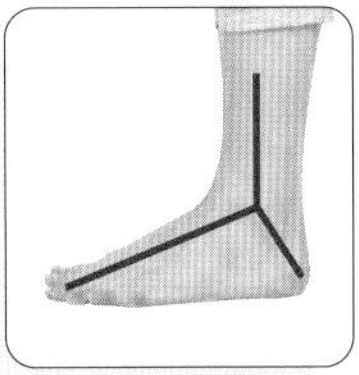

NG 足首の高さをつぶしている

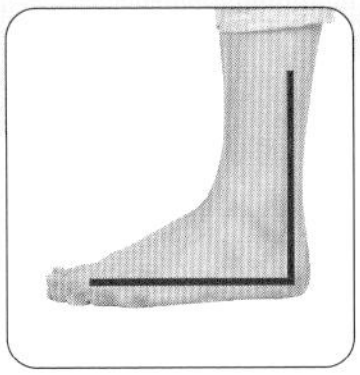

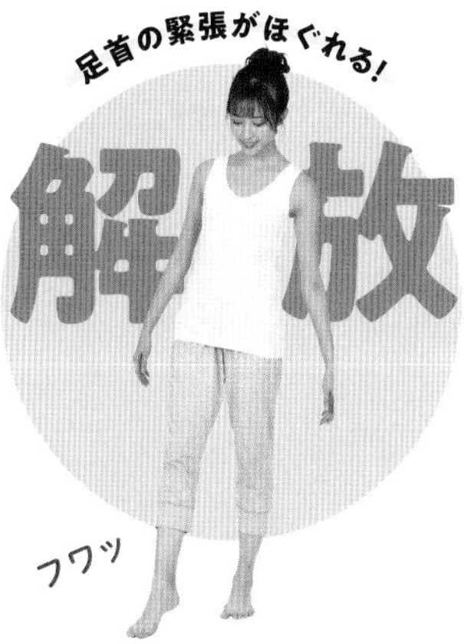

足裏痛

頭をゆるめて痛みを解消する方法16

頭の無駄力

が原因で

頭の力みから足を踏みしめすぎて足裏のアーチをつぶしてしまう!

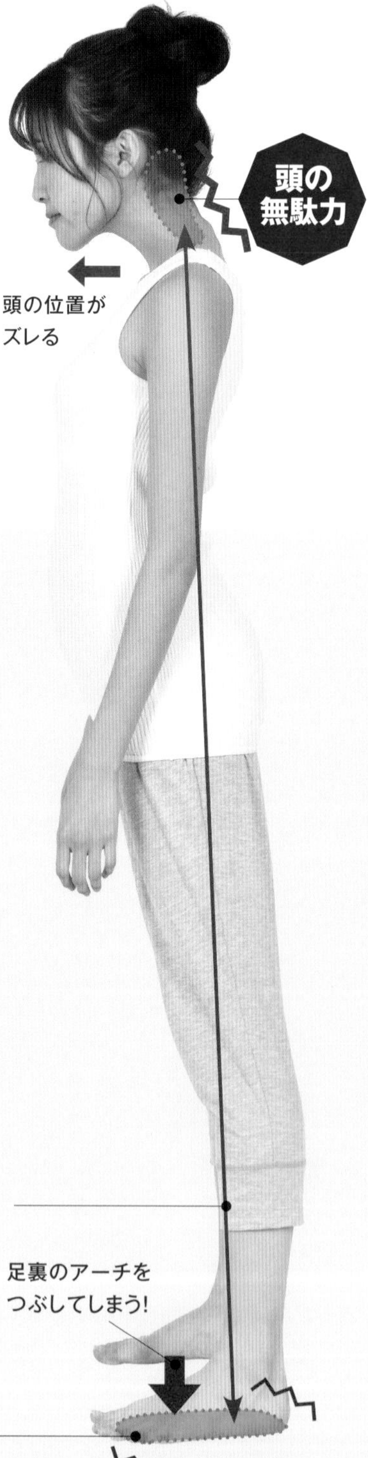

頭の無駄力
頭の位置がズレる
ゴムの両端のように緊張が連動!
足裏のアーチをつぶしてしまう!
無駄力
バランスをとろうとして踏みしめすぎる!

コレが原因

足裏のアーチがつぶれて衝撃を吸収できない!

頭の力みから足を踏みしめすぎ、足裏のアーチをつぶしてしまうことで、地面からの衝撃吸収がうまくできなくなることが原因。 足裏は縦だけでなく、横にもアーチがあり、そのクッション性を奪われると痛みが生じます。

足の外側をさすって小指側を下に下げる

つぶれてしまった足裏アーチを取り戻し、足裏の負担を減らす!

Step 1

かかとの骨をさわる

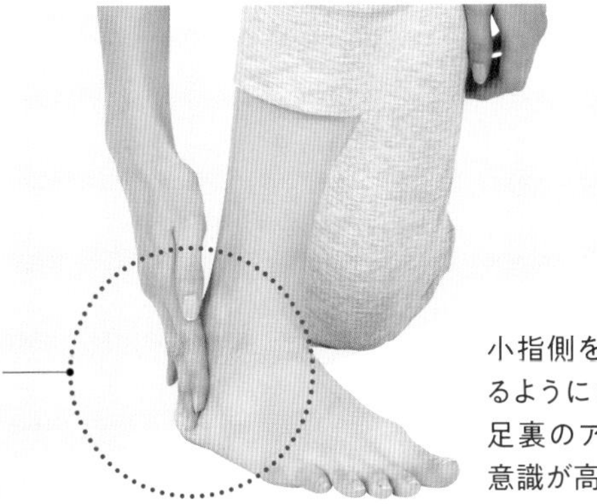
小指側をさする

小指側を押し下げるようにさすると、足裏のアーチへの意識が高まる

Step 2

小指側を下げて横アーチの意識で立つ

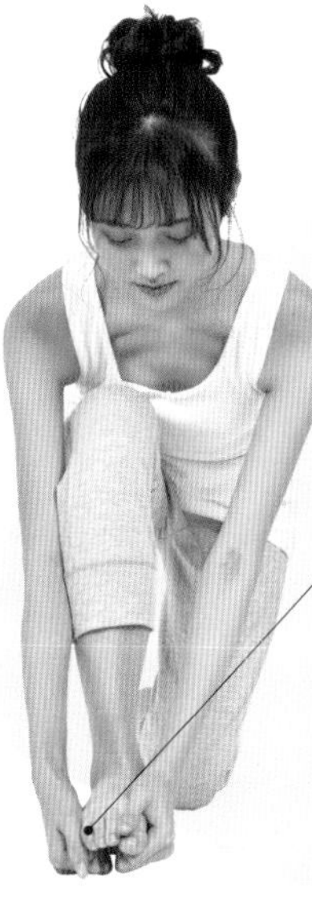

足指の骨は縦並び

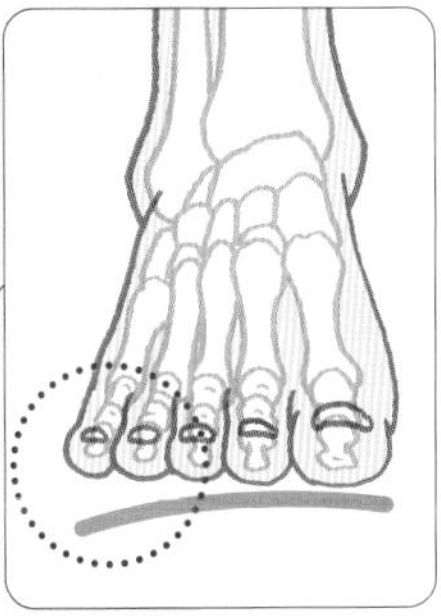

さすった小指側を下げる意識

足裏のアーチが復活したことで、衝撃の負荷が減る!
解放
フワッ

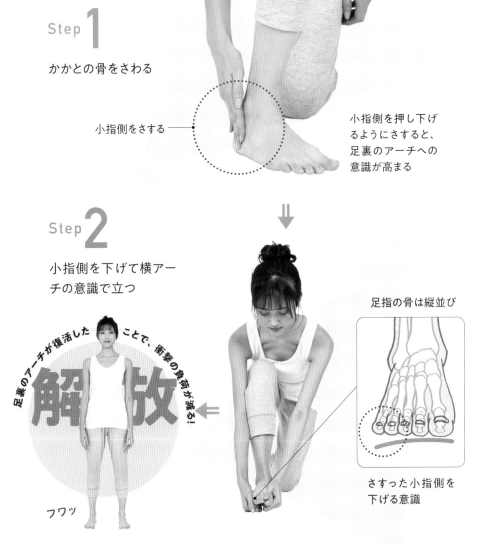

「未知の可能性を埋めるもの近代医学だって絶対ではない」

解剖学の権威・坂井建雄先生と著者・木野村朱美氏の対談。近代医学にはわからないことがたくさんあるというが……。

（P70から続く）

木野村「科学的なエビデンスがないという理由で、こういった伝統医学に分類されるような理論を否定されることも少なくなくて……」

坂井「くり返しになりますが、アレクサンダー・テクニークは、主にイメージの修正によって、カラダの使い方を改善していく理論だと思いますが、そこに解剖学的な事実を指摘したところで意味があるとは限りません」

木野村「事実とはかけ離れているから、でしょうか？」

坂井「いいえ、基本的には理にかなっているとは思います。ただ、イメージが先行している箇所もあって、それは実際とは違うというだけ。ですが、それは木野村さんが考えるアレクサンダー・テクニークの効果がないということとは別のことだと。実際に多くの方々を救われている実績があるわけですから、私が細かく事実を指摘したところで、読者にとって有意義なことではありません」

木野村「なるほど」

坂井「というのも、実は、私の妻もアレクサンダー・テクニークを実践したことがあり、それでカラダが改善したという話も聞いておりまして」

木野村「それはよかったですね！」

坂井「近代医学は、原因がわかっているものに関しては確実に有効ですが、絶対ではありません。病院に行けば、すべての病気や不調が治ると信じ、治って当然と思っている方がほとんどです。しかし、原因が不明なものもたくさんあるということを知っておいてほしいのです。そんなときに、本書のような伝統医学的メソッドを試してみて、それで症状が改善できたのであれば、いいのではないでしょうか？」

木野村「今回は、とても勉強になりました。ありがとうございます！」

坂井「我々のような医師も、木野村さんも、患者さんによくなってほしいという目的は一緒ですからね」

第4章

こんなことにも役立つ！「頭」をゆるめる意外な効果

効果
いろいろ

頭の無駄力を解放すれば、いろいろな効果を期待できる！

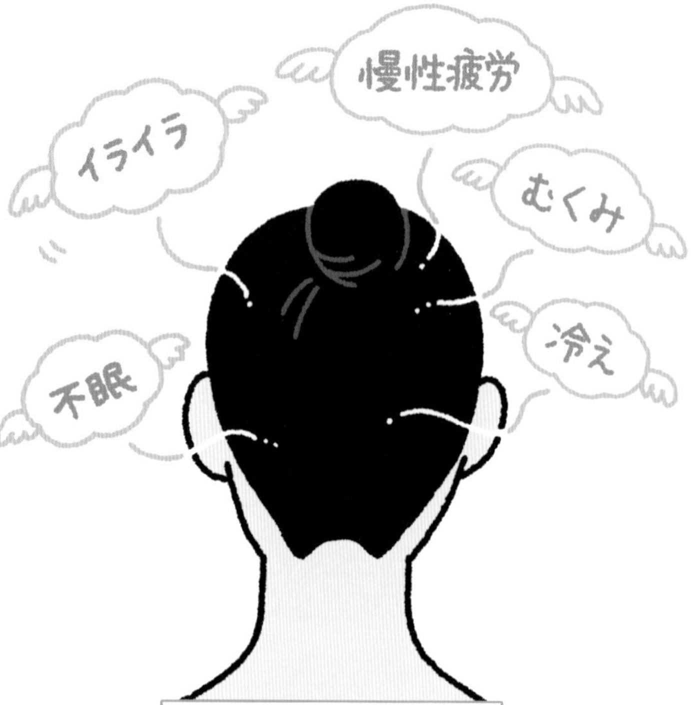

さよなら、私の不調たち

カラダだけでなく心にも影響

頭は、カラダに指令を送るリーダー役。**リーダーの調子が悪ければ、カラダはそれに従うもの**です。ゆえに、頭の無駄力を解放することは、カラダのあらゆる不調を改善するのに大きな意味を持ちます。

3章では、カラダの具体的な痛みについて解説しましたが、頭の無駄力は慢性疲労や便秘、イライラや無気力といったカラダのさまざまな不調にも影響します。**頭に緊張や位置のズレが生じれば、カラダはもちろん、心にも乱れが生じる**のです。

4章では、そのような頭の無駄力の痛み以外の影響と改善策を解説していきます。

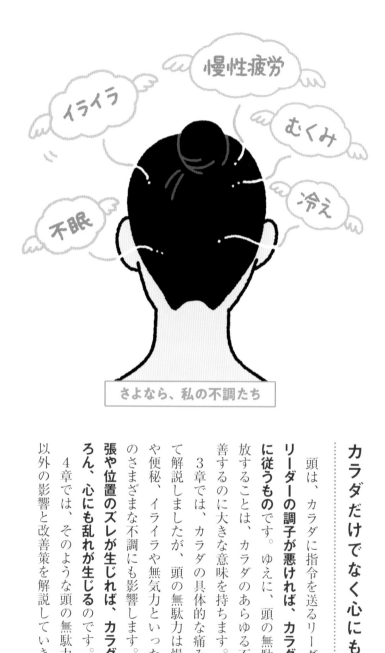

～二足歩行の人間は頭のバランスが大切!～

カラダの中軸である頭の緊張は、さまざまな影響を及ぼす!

頭の無駄力で制限がかかったままムリに動くことで思わぬ影響が!

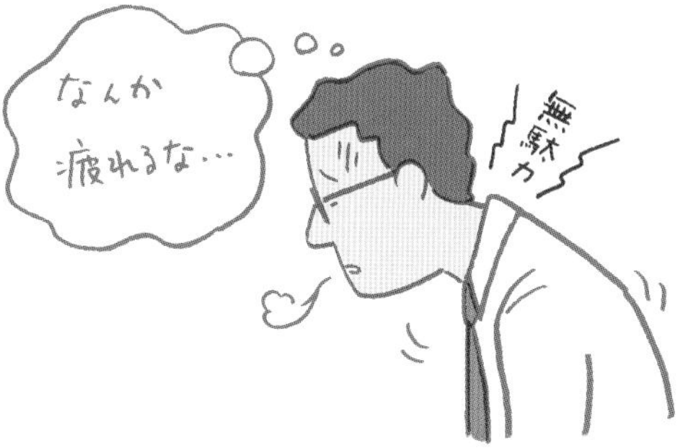
なんか
疲れるな…
無駄力

二足歩行の人間は、頭のバランスがとても大切。 頭が力んだり、位置ズレが起こったりすれば、当然カラダにも影響が。 制限がかかった状態でムリに動こうとすると、カラダの各所に思わぬ不調が現れます。

頭の位置が不安定だと、心にも危機信号が!

頭の位置が不安定だと、脳は危機を感知します。 すると、カラダはストレス反応を起こし、神経やホルモン、血管や臓器などさまざまな要素が乱れます。 コレらの負の情報は脳に送られ、感情や思考といった心にも影響します。

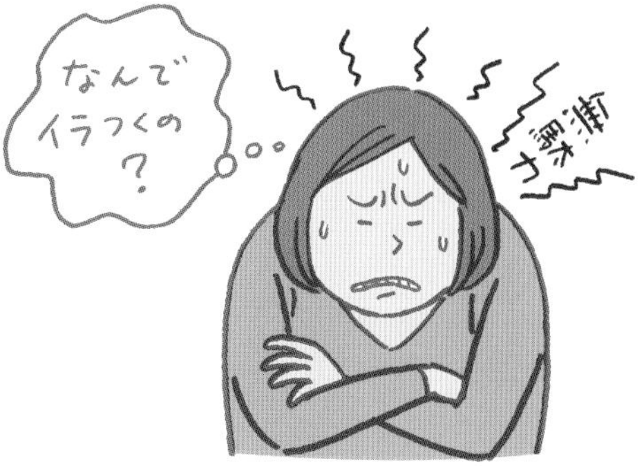
なんで
イラつくの
？
無駄力

すべての
不調共通!

4つのステップで頭を解放すれば自由になれる!

P72～75で紹介した「頭ふんわり」の4つのステップは、基本的にすべての不調に共通するメソッドです。次ページ以降で紹介する不調の改善策に臨む前に、必ず頭の無駄力を解放しておきましょう。

慢性疲労

頭の無駄力が原因で

朝から晩まで緊張状態!
電源入りっぱなしでバッテリーを浪費!

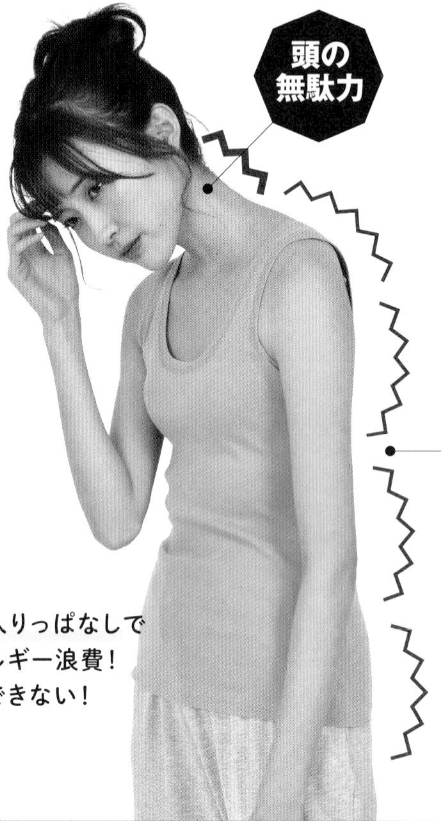
頭の無駄力
疲れる…
全身に無駄力が連鎖
電源入りっぱなしで
エネルギー浪費!
回復できない!

コレが原因

力が抜くことができず、力が入りっぱなし

頭の無駄力が全身に伝わり、無駄力の連鎖が起こります。 すると、力を抜いているつもりでも、無意識で力を使い続けているため、電源が入りっぱなしの状態に。 エネルギーの浪費により、疲労が蓄積していきます。

あえて力を入れてからゆるめてみる

力を抜けないときは、逆に力を入れてから脱力すると効果的!

Step 1

イスに座って両脚を閉じる

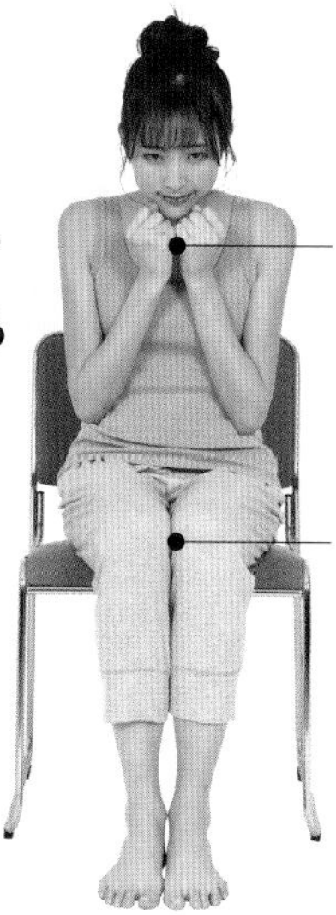

両腕は前に構える

両脚を閉じる

Step 2

全身に力を入れて縮こまる約10秒

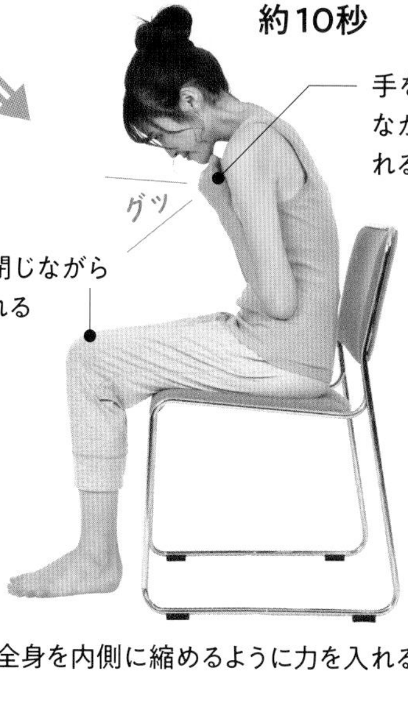
グッ

手を握りしめながら力を入れる

両脚を閉じながら力を入れる

全身を内側に縮めるように力を入れる

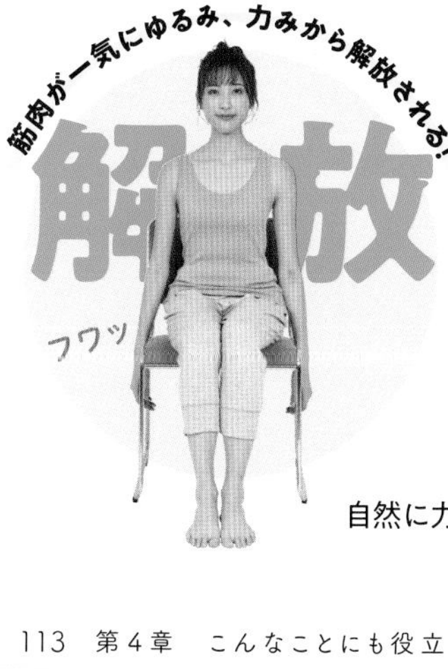
筋肉が一気にゆるみ、力みから解放される!
解放
フワッ

自然に力を抜く

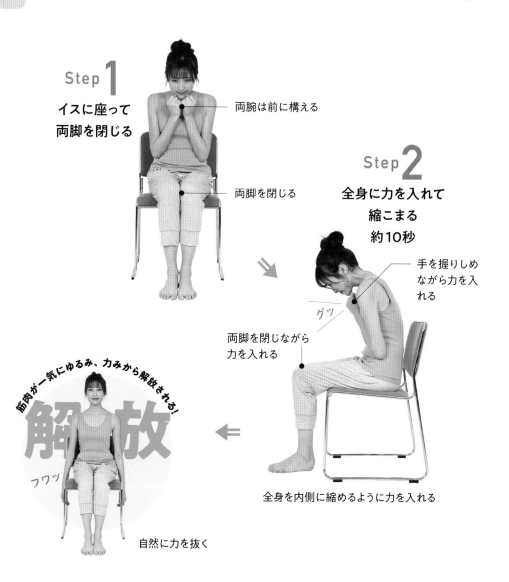

不眠

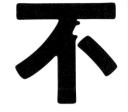

頭の
無駄力
が原因で

頭の無駄力で全身が緊張状態に!
カラダの電源が切れずに焦りがつのる!

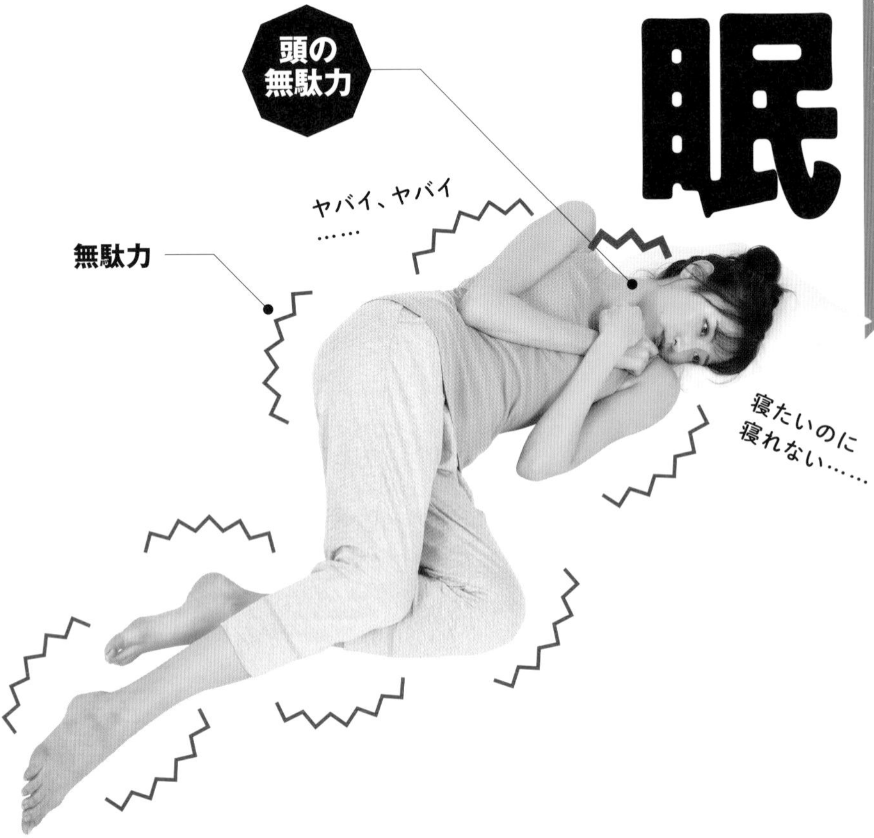
頭の
無駄力
ヤバイ、ヤバイ
……
無駄力
寝たいのに
寝れない……

コレが原因

「眠らなければ」という焦りがさらに無駄力を生む!

慢性疲労と同様、頭の無駄力が全身の緊張を生み、カラダの電源が入りっぱなしになって眠れなくなります。 さらに、「眠らなければ……」という焦りが、さらにストレスとなって、リラックスを妨げてしまいます。

首後ろを縮めないようにして鼻呼吸を4カウント

頭ふんわりの脱力した状態をつくり、深呼吸で落ち着かせる!

「寝なくても死なない」と思ってリラックス。
読書をするのもOK!

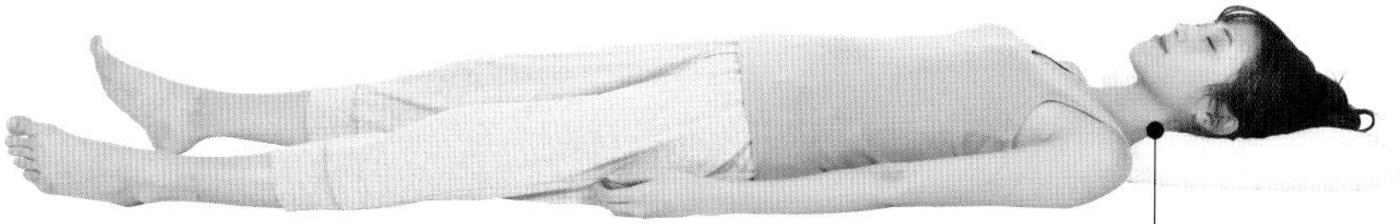

首の後ろを縮めないように

Step 1

首後ろを縮めない
ようにして
リラックス

⇓

1、2、3、4
1、2、3、4
1、2、3、4
1、2……

スー
スー

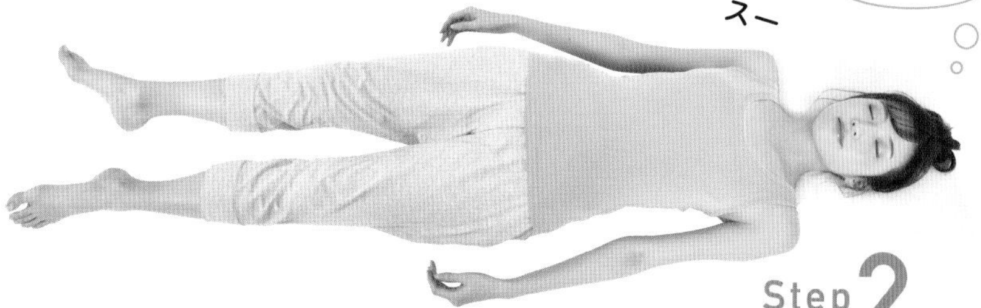

Step 2

鼻呼吸の4カウント
を数え続ける

⇙

深呼吸で自律神経を整えて余計な思考を止める!

解放

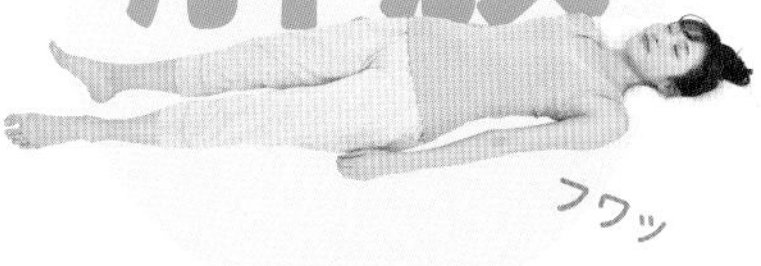

便秘

頭の無駄力が原因で

肋骨のかご（胸郭）が固まり、
呼吸が浅くなって横隔膜の動きが低下

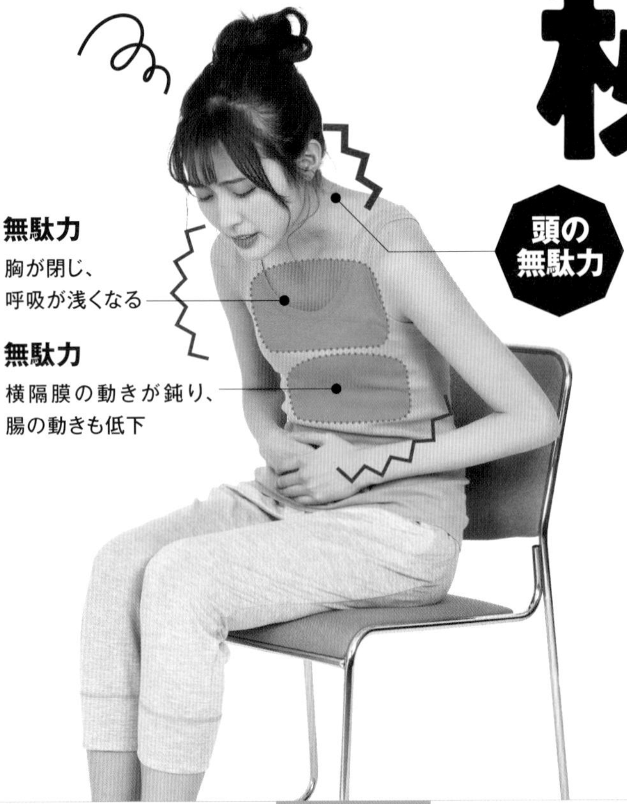
無駄力
胸が閉じ、
呼吸が浅くなる
無駄力
横隔膜の動きが鈍り、
腸の動きも低下
頭の無駄力

コレが原因

浅い呼吸から腸の動きが低下する！

胸郭が固まり、呼吸が浅くなることで、横隔膜の動きが低下。 すると、内臓への物理的な刺激が弱まるので、腸の動きも低下して便秘になります。 浅い呼吸で自律神経も興奮状態になると、さらに腸の動きが悪くなります。

お腹を両手で押しながら深呼吸をする

お腹への物理的刺激と、呼吸による横隔膜へのアプローチ!

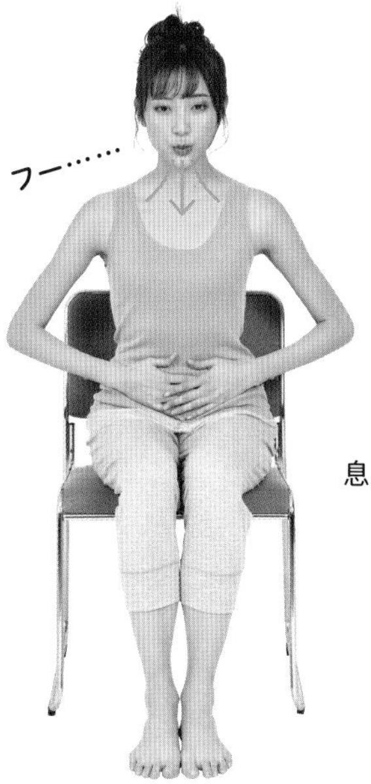
フー……

Step 1

お腹を両手で押しながら息を吐き切る

息をすべて吐き切る

Step 2

背中に入るように息を吸う

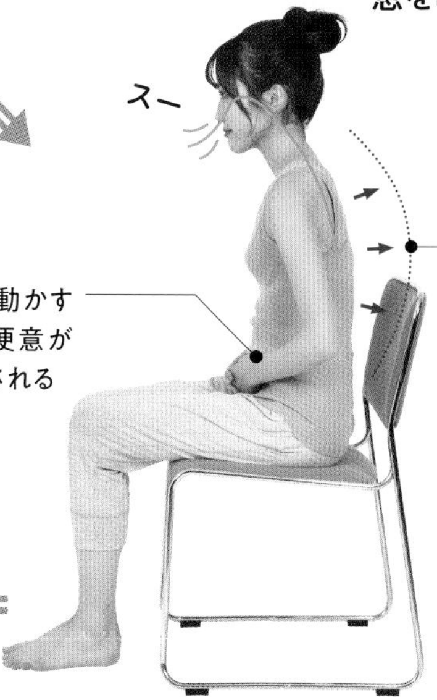
スー
背中をふくらませるように
内臓を動かすことで便意がうながされる

ホッ…
解放
呼吸で内臓を刺激しつつ、自律神経も整える!

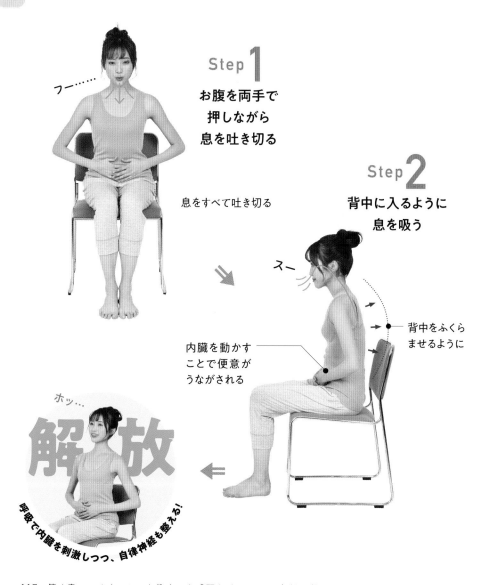

鼻炎

頭の
無駄力
が原因で

目や鼻が緊張状態に!
鼻水を止めようとして余計に力んでしまう!

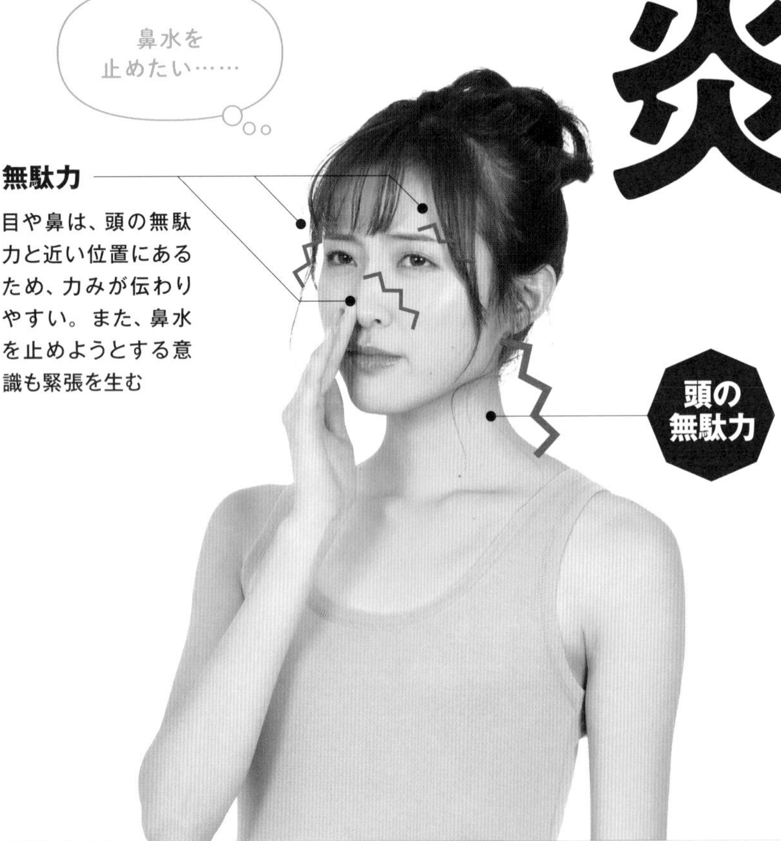
鼻水を
止めたい……
無駄力
目や鼻は、頭の無駄力と近い位置にあるため、力みが伝わりやすい。また、鼻水を止めようとする意識も緊張を生む
頭の
無駄力

コレが原因

鼻の穴が小さいと思い込み、力んで呼吸してしまう

頭の無駄力の影響で目や鼻が緊張し、鼻水を止めようとすると、さらに力みが生じて苦しくなります。 また、鼻の穴を骨格ではなく、見た目でイメージしてしまい、実際より小さく認識してしまうことも鼻の力みを生みます。

鼻を取りはずすイメージで空気を吸い込む

鼻の穴の実際の大きさをイメージし、鼻の力みを解放する!

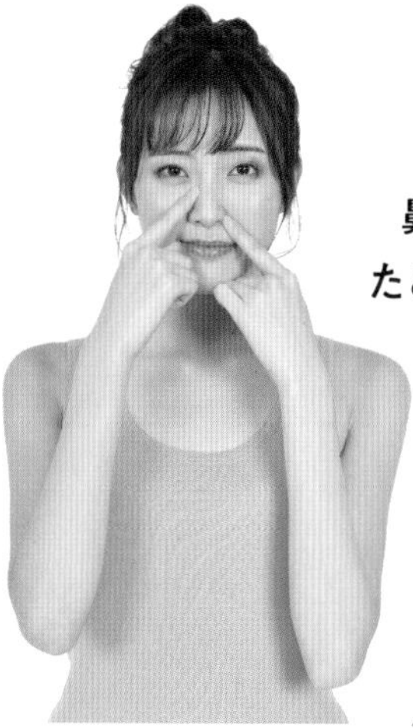

Step 1

鼻の骨の際を手でたどり、大きな三角形の穴を認識する

鼻の骨格を指でたどる

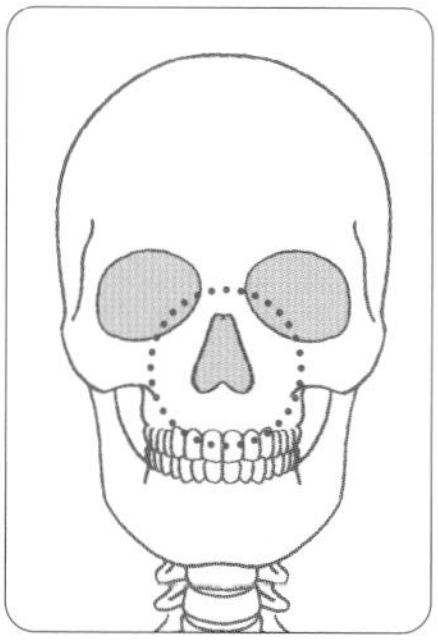

実際には小指2本がすっぽり入るほどの大きな穴が空いている

Step 2

鼻を取りはずすイメージで息を吸う

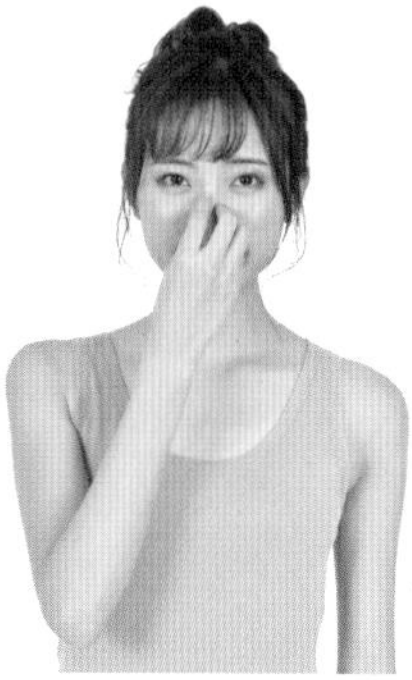

1 鼻を手で持つ

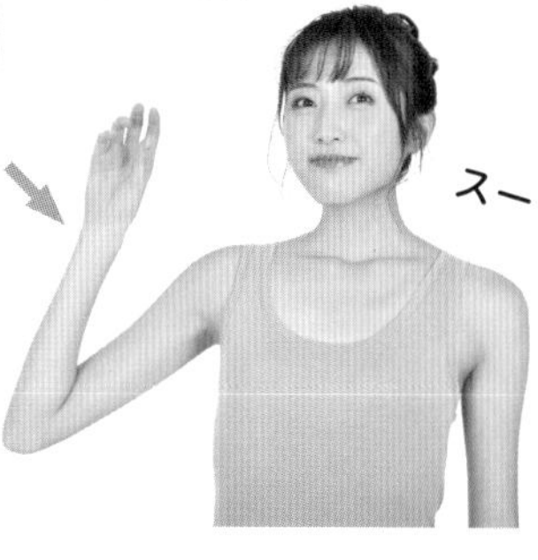
スー

2 取りはずしたつもりで息をたくさん吸う

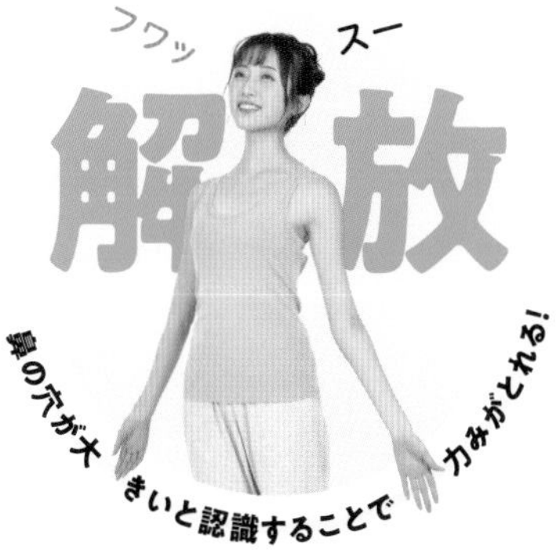
フワッ
スー
解放
鼻の穴が大きいと認識することで力みがとれる!

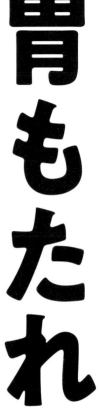

胃もたれ

頭の無駄力が原因で

パイプラインが緊張し、脳からの情報をカラダがキャッチしにくくなる!

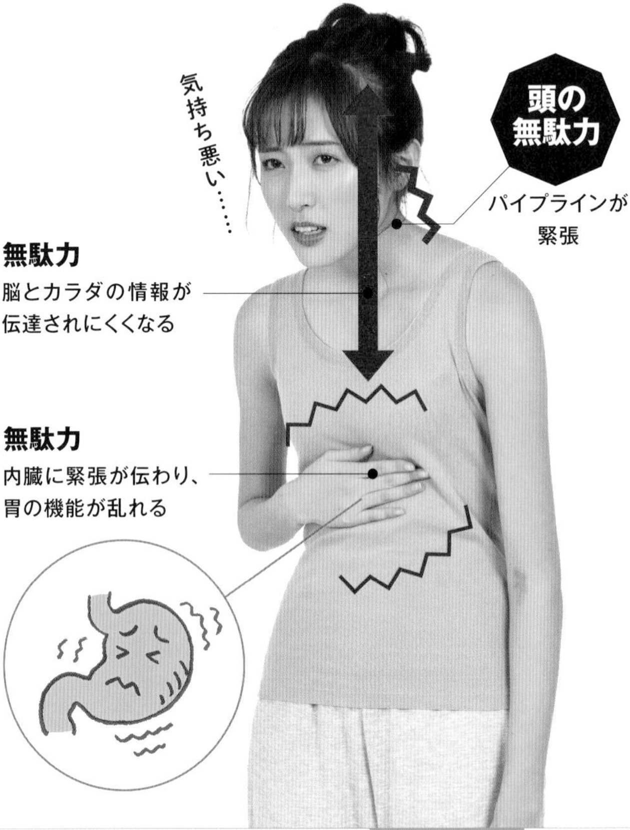
気持ち悪い……
頭の無駄力
パイプラインが緊張
無駄力
脳とカラダの情報が伝達されにくくなる
無駄力
内臓に緊張が伝わり、胃の機能が乱れる

コレが原因

内臓圧迫で胃の血流が低下してしまう!

内分泌系も脳でコントロールしていますが、頭の無駄力でパイプラインが緊張し、脳もカラダも情報をキャッチしにくくなります。 さらに、内臓に緊張が伝わり、胃の血流が低下。 胃酸の調節が乱れて胃もたれを引き起こします。

肝臓の上で胃を休ませて、深呼吸で乱れを整える！

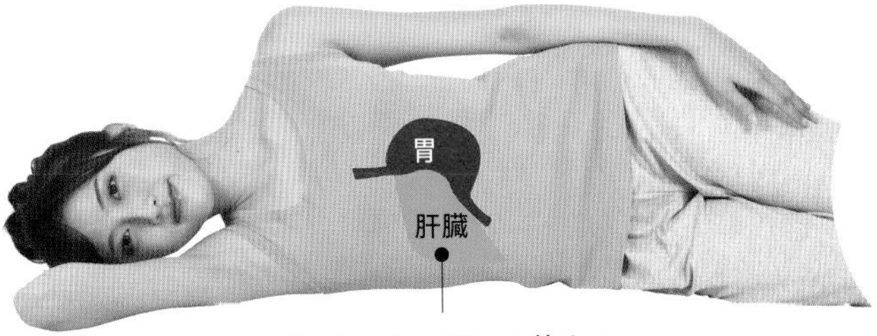
胃
肝臓

胃を肝臓の上に置いて休ませる

Step 1

右側を下にして横向きに寝そべる

Step 2

上側の手を胸の前に置いて静かに呼吸

静かに呼吸

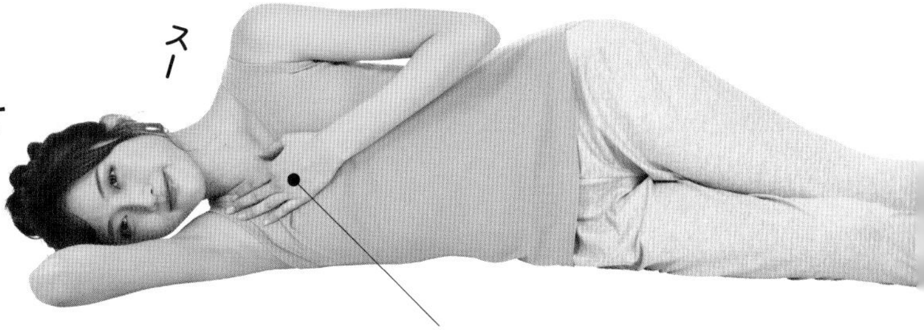
スー

リラックスしながら、
呼吸と自律神経を整える

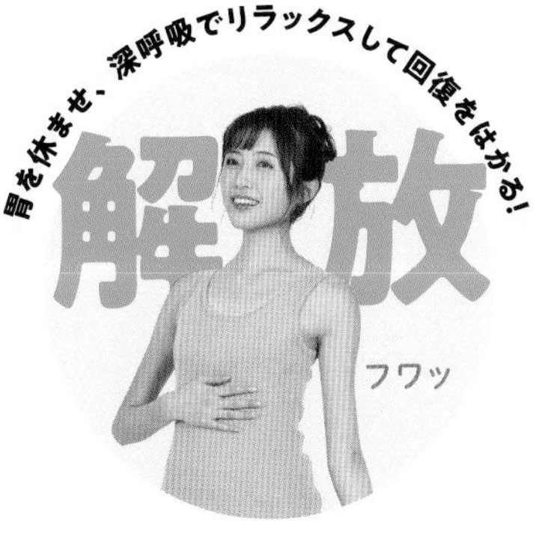
胃を休ませ、深呼吸でリラックスして回復をはかる！
解放
フワッ

眼精疲労・かすみ目

頭の無駄力が原因で

目が緊張して眼球を圧迫!
周辺の血流も低下してしまう!

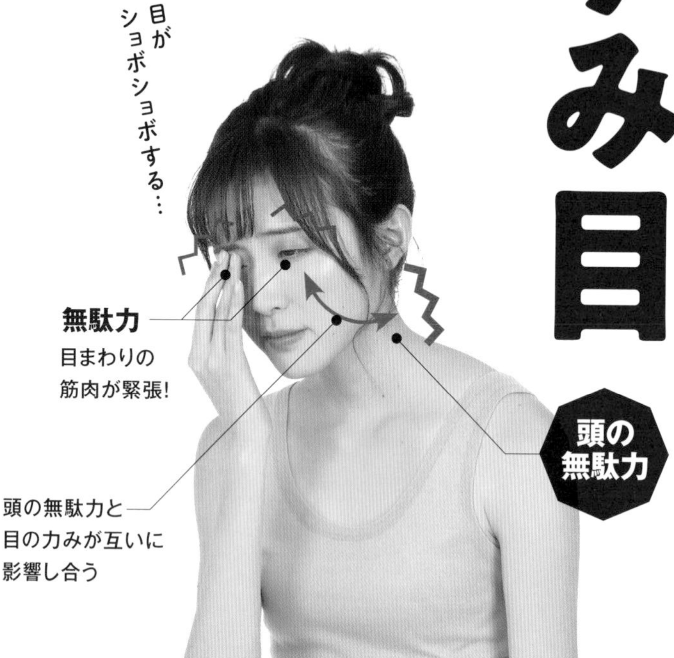
目がショボショボする…
無駄力
目まわりの
筋肉が緊張!
頭の無駄力と
目の力みが互いに
影響し合う
頭の
無駄力

コレが原因

目の酷使と頭の無駄力の負の連鎖

視神経は、後頭部の視覚野に情報が伝えられるため、目の酷使で後頭部に緊張が伝わり、頭の無駄力からも目に影響を与えます。 眼球まわりの血流が低下し、目に必要な供給が不十分になって疲れを感じます。

手のひらで目を覆い、深呼吸する

光を遮断し、手のぬくもりを利用して脱力する!

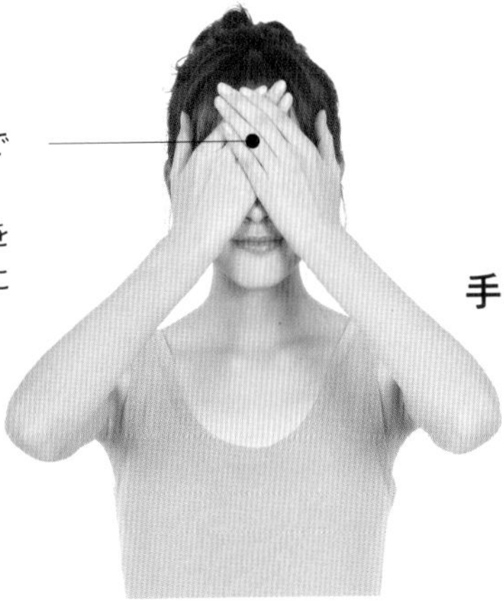

指を額のところでクロスさせる。手のひらのくぼみを眼球にはめるように覆って光を遮断

Step 1

手のひらのくぼみでまぶたを覆う

Step 2

好きな音楽を1曲聴いて、深呼吸する

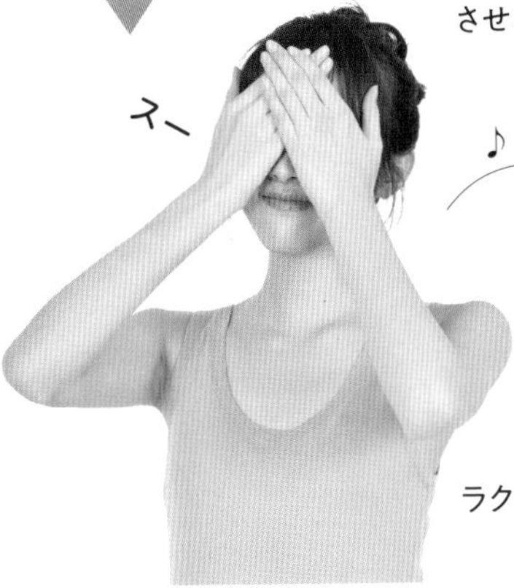

音楽で心もリラックスさせる

ラクな姿勢で深呼吸

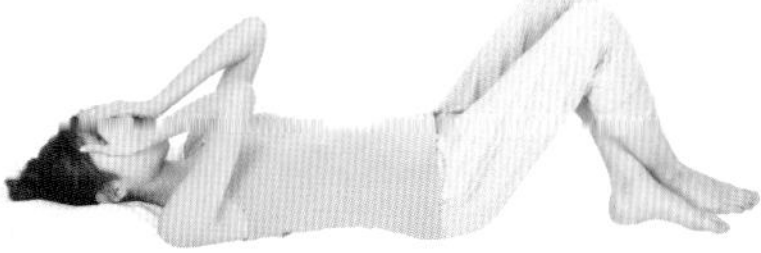

寝そべってもOK

よく見える!

解放

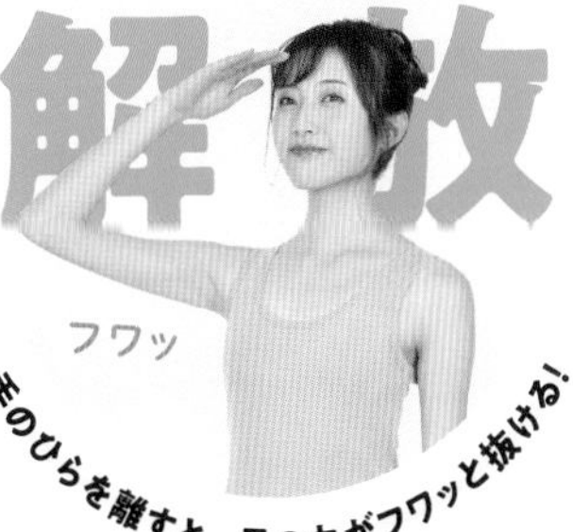

手のひらを離すと、目の力がフワッと抜ける!

発音（かつぜつ）

頭の無駄力が原因で

頭の無駄力で舌も緊張!
舌の動きが悪くなり、舌足らずに!

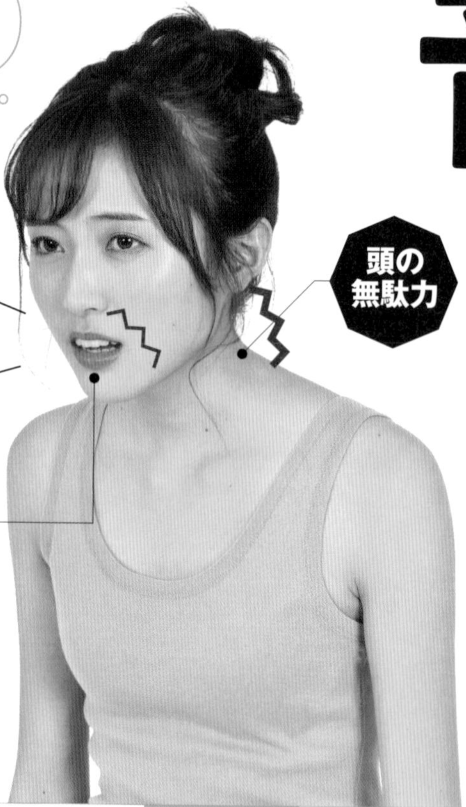
かつぜつ
悪いな……
なまむぎ
ならごめ…
頭の
無駄力

緊張
首後ろの力みによって、舌やあごの筋肉が緊張し、口全体の動きが悪くなる

コレが原因

口腔内の緊張でうまくコントロールできない

首後ろの緊張で、噛みしめをはじめとする口腔内の力みも生じます。 その緊張は当然、舌や下あご、頬の筋肉などを固めてしまうため、口全体の動きが悪くなって発音のコントロールがうまくいかなくなります。

発音（かつぜつ）の**無駄力**を解放！

ほっぺたの中の空気を上下左右に動かす

口腔内の空気を利用して、舌や頬、下あごをストレッチ！

Step 1

口のなかに空気をため、頬をふくらませる

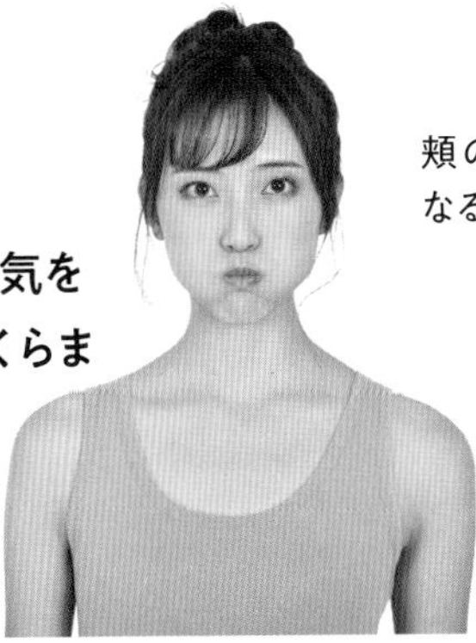

頬の筋肉がパンパンになるくらい空気をためる

Step 2

頬のなかの空気を上下左右・前後に動かす

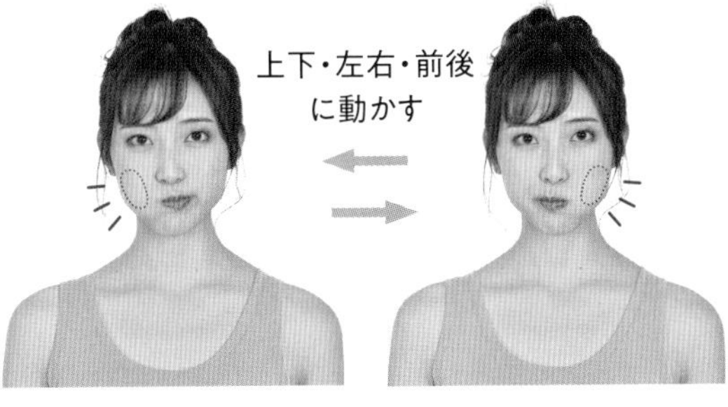
上下・左右・前後
に動かす

空気をためて動かすことで、舌や頬、下あごがほぐれる!
解放
なまむぎ
なまごめ
なまたまご!
フワッ

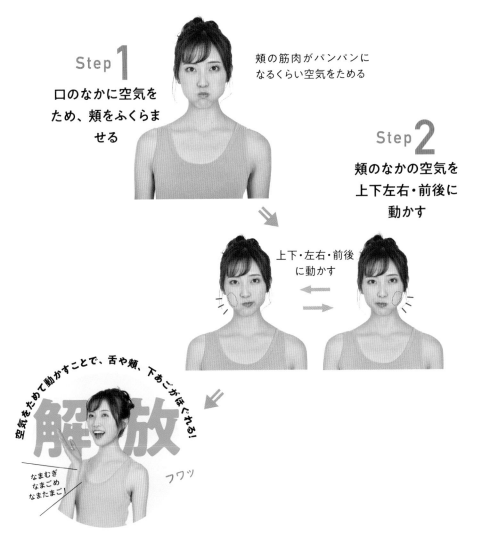

発声

頭の無駄力が原因で

のどの周辺の筋肉が緊張!
声の響きも悪くなってしまう!

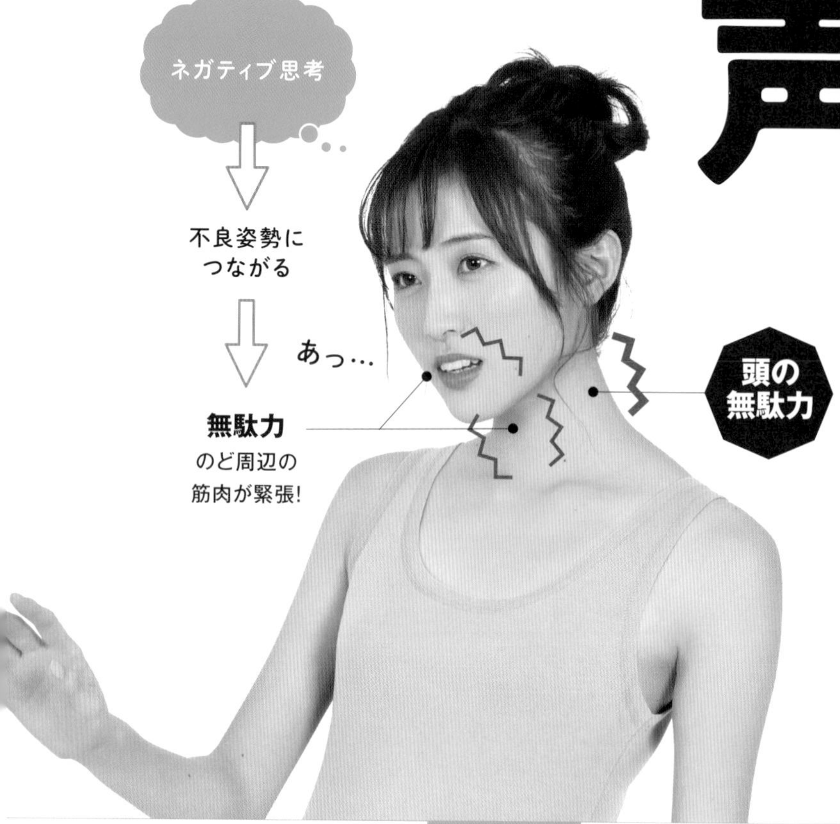
ネガティブ思考
不良姿勢につながる
あっ…
無駄力
のど周辺の筋肉が緊張!
頭の無駄力

コレが原因

ネガティブな姿勢では声も通らない

頭の無駄力のかかった状態だと、思考もネガティブになりがち。のどの筋肉の緊張はもちろんですが、ネガティブ思考から無意識に生まれる不良姿勢(猫背や反り腰)も声の通りが悪くなる原因になります。

骨盤の前傾と後傾の姿勢をくり返す

骨盤を積極的に動かすことで、無意識の不良姿勢を修正！

Step 1

イスに座って腰を前後に動かす

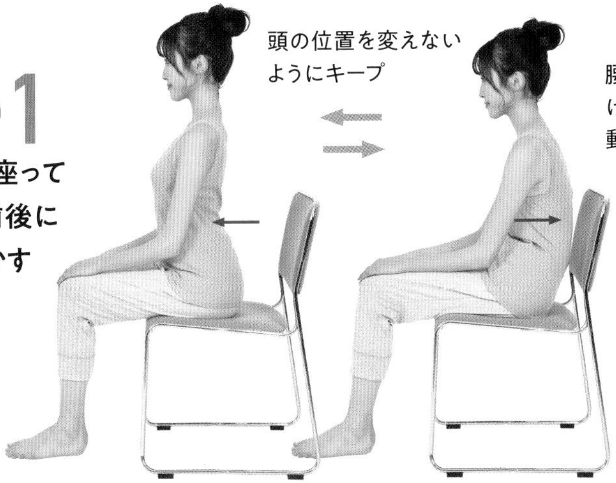

頭の位置を変えないようにキープ

腰を反る、腰を曲げる感覚で骨盤を動かしていく

Step 2

一番背が高くなる位置でストップする

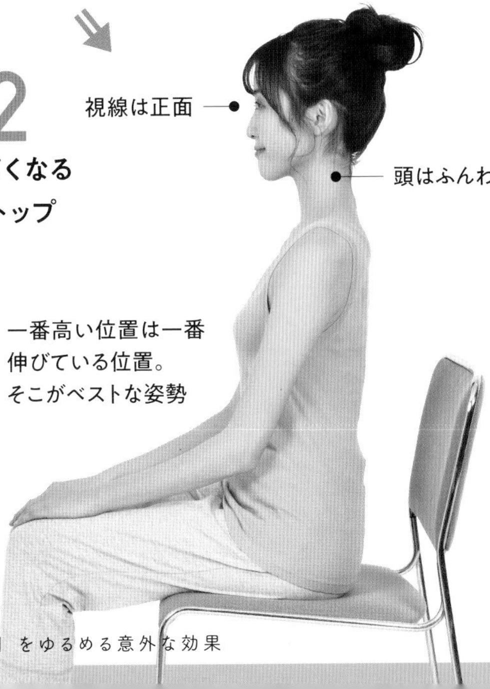

視線は正面

頭はふんわり

一番高い位置は一番伸びている位置。そこがベストな姿勢

フワッ

解放

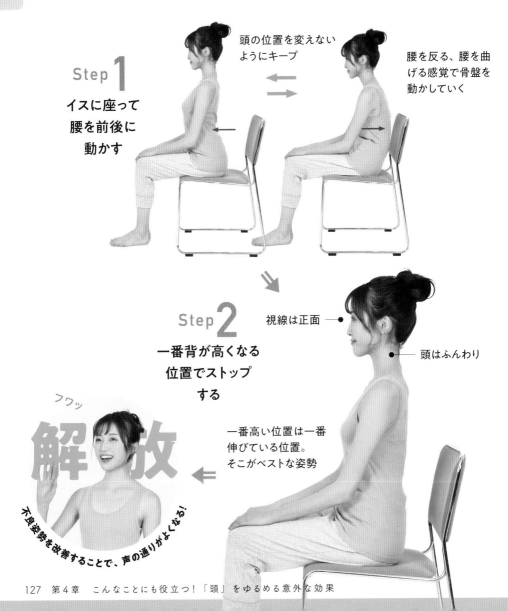

不良姿勢を改善することで、声の通りがよくなる！

肺活量不足

頭の無駄力が原因で

背骨や胸がガチガチに!
呼吸も浅くなるので肺活量不足に!

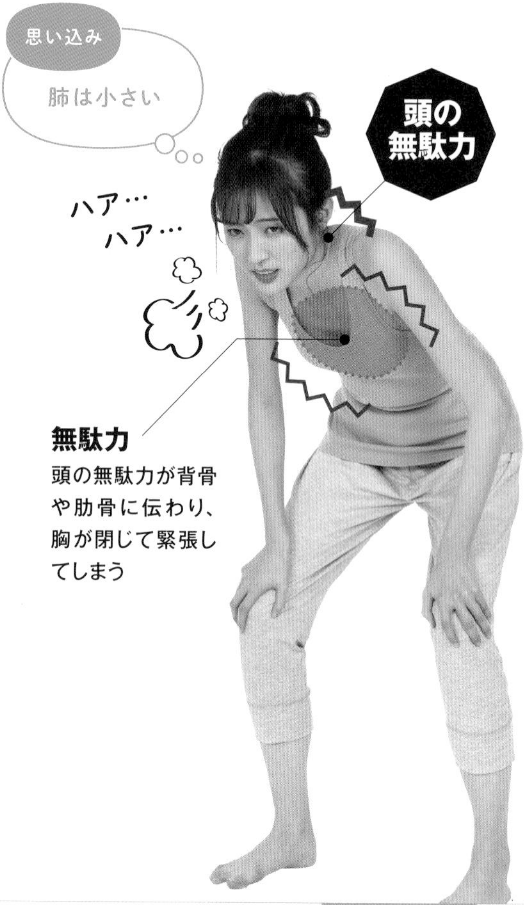
思い込み
肺は小さい
頭の無駄力
ハア…
ハア…
無駄力
頭の無駄力が背骨や肋骨に伝わり、胸が閉じて緊張してしまう

コレが原因

肺を実際よりも小さくイメージしている

頭の無駄力で背骨や肋骨も緊張し、胸が閉じて呼吸が浅くなることが原因。しかも、肺のサイズを実際より小さくイメージしてしまうことで、空気を吸い込める量に、自分で制限をかけてしまっていることも影響しています。

肺の大きさを認識して呼吸をする

肺の実際のサイズ感を確認した上で、大きく息を吸い込む!

肺は上下にこれだけの大きさがあると認識する

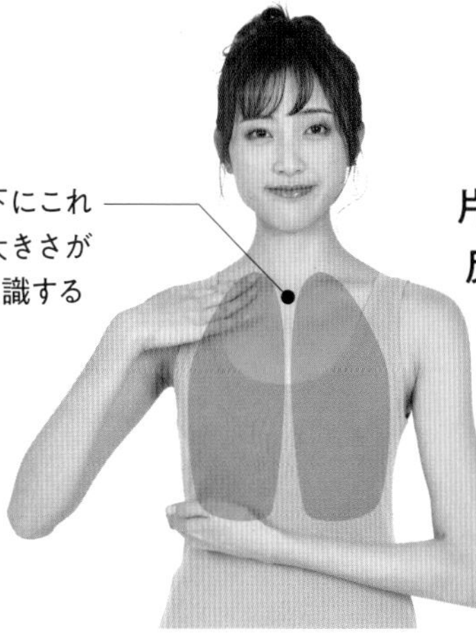

Step 1

片手で鎖骨をさわり、反対の手で肋骨下をさわる

背中まで空気を入れるつもりで深呼吸する

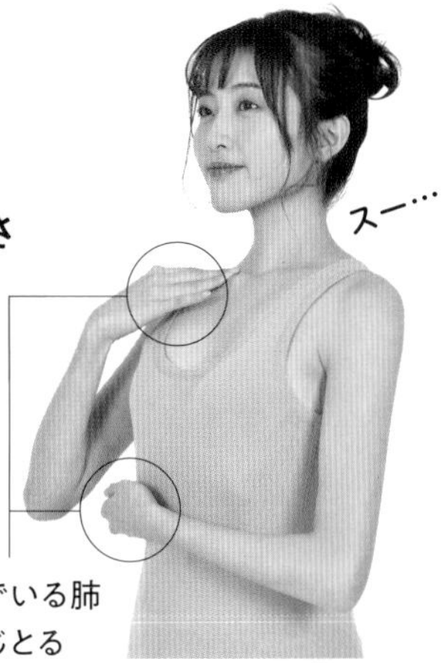
スー…

Step 2

その状態で肺の大きさをイメージしながら、深呼吸する

呼吸でふくらんでいる肺の動きを手で感じとる

手に伝わる感触によって、肺の実際の大きさを体感!

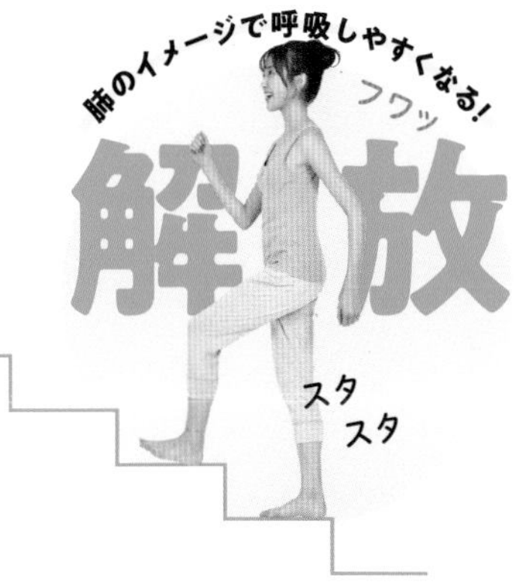
肺のイメージで呼吸しやすくなる!
フワッ
解放
スタ
スタ

めまい・車酔い

頭の
無駄力
が原因で

耳周辺にも緊張が伝わる!
内部の三半規管にも影響が及ぶ!

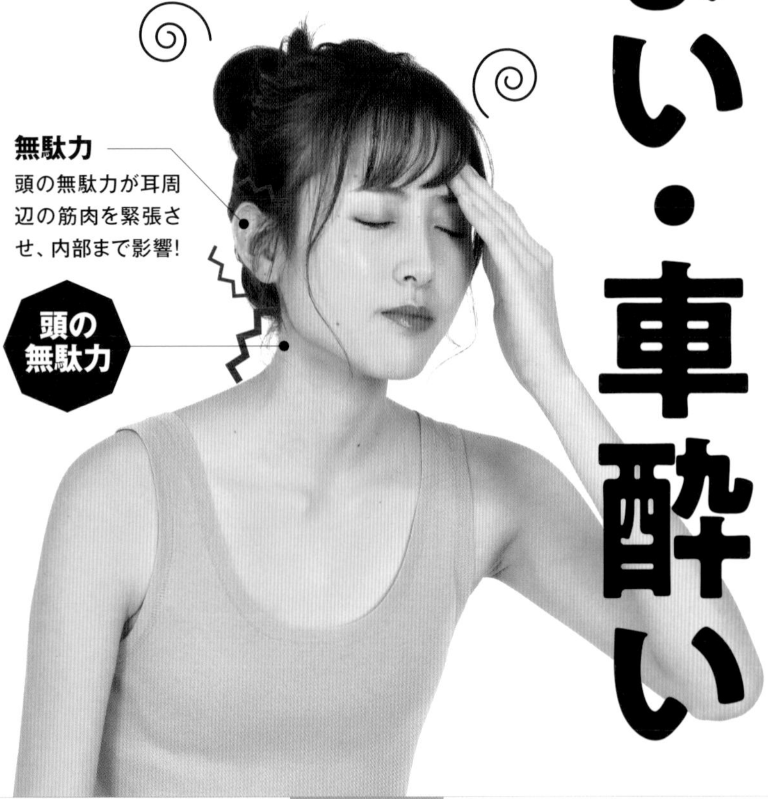
無駄力
頭の無駄力が耳周辺の筋肉を緊張させ、内部まで影響!
頭の無駄力

コレが原因

耳の緊張が内部にも影響

頭の無駄力と耳の距離が近いため、耳まわりにも影響が出てくることも。外側の筋肉はもちろん、内部の三半規管にも緊張の影響が及び、リンパ液などの体液のめぐりが低下し、バランス感覚の調子が乱れてしまいます。

耳と目を外側に広げる

緊張の影響で内側に縮こまった目と耳をゆるめる!

Step 1

耳を外側に引っ張る

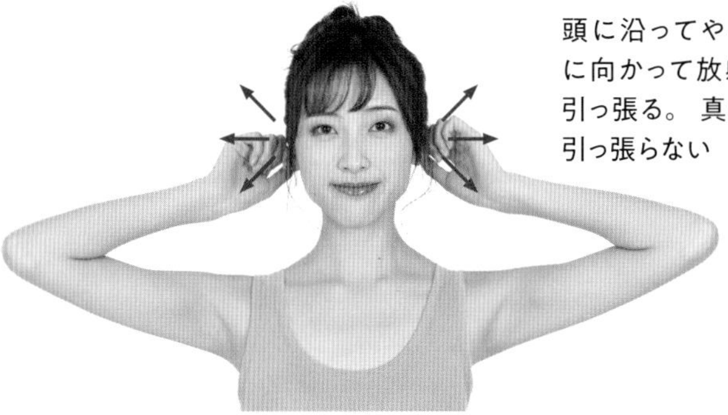

頭に沿ってやや後ろに向かって放射状に引っ張る。 真横には引っ張らない

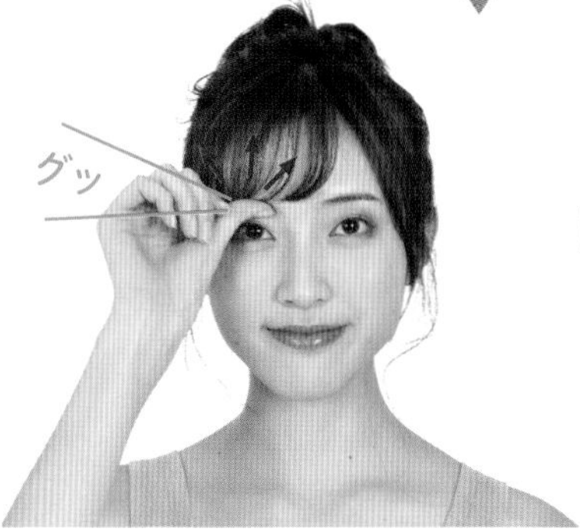
グッ

Step 2

目のまわりの骨も外側に開く

眼球が収まる骨のくぼみ(上側)に親指をかけ、上に押し上げるように開く

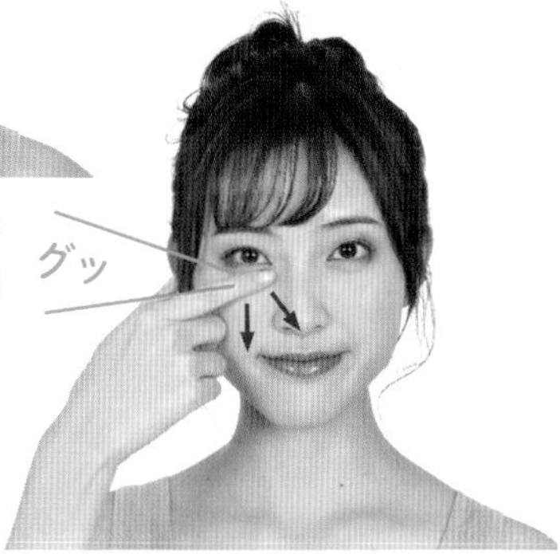
グッ

眼球が収まる骨のくぼみ(下側)に人差し指を当て、下に下げるように開く

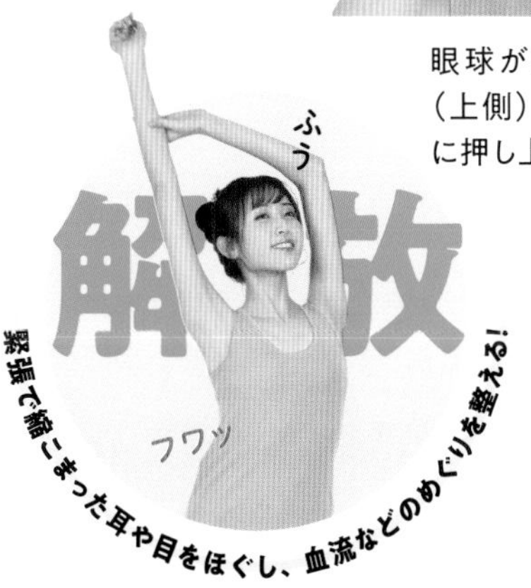
解放
ふう
フワッ
緊張で縮こまった耳や目をほぐし、血流などのめぐりを整える!

のどのつまり感

頭の無駄力が原因で

頭と首の位置がズレて、
のどの筋肉も圧迫されてしまう!

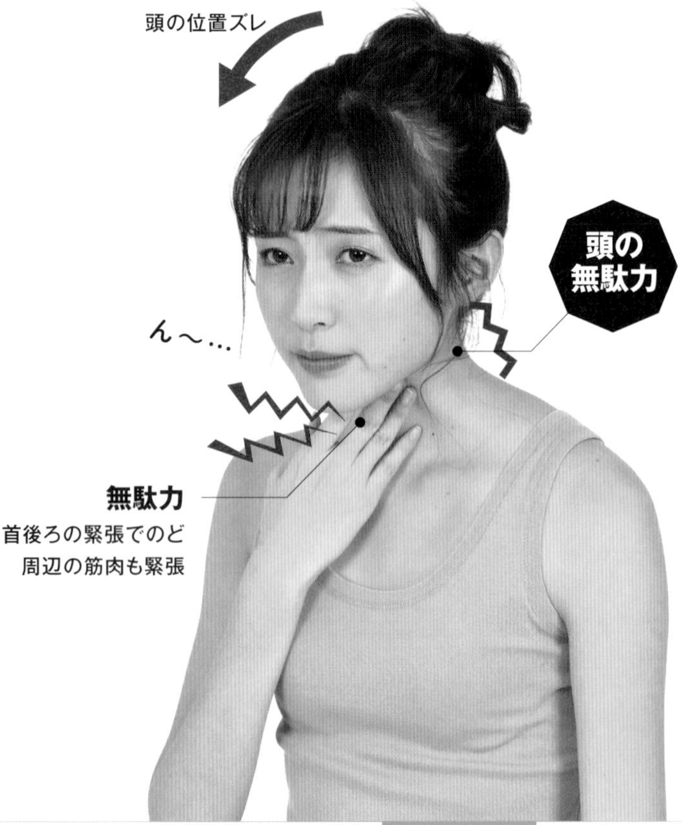
頭の位置ズレ
頭の無駄力
ん〜…
無駄力
首後ろの緊張でのど
周辺の筋肉も緊張

コレが原因

頭の位置ズレでのどが閉じてしまう

無駄力の影響によって、頭の位置が前にズレてあごが上がり、首の後ろがつまることで、のど周辺の筋肉が緊張します。 そのためにのどが圧迫され、空気の通り道である気道につまりを感じることもあります。

「隠れあくび」でのどを開く

空気の通り道である気道を開いて呼吸する!

Step 1

**上を向き、
気道を開いて
呼吸をする**

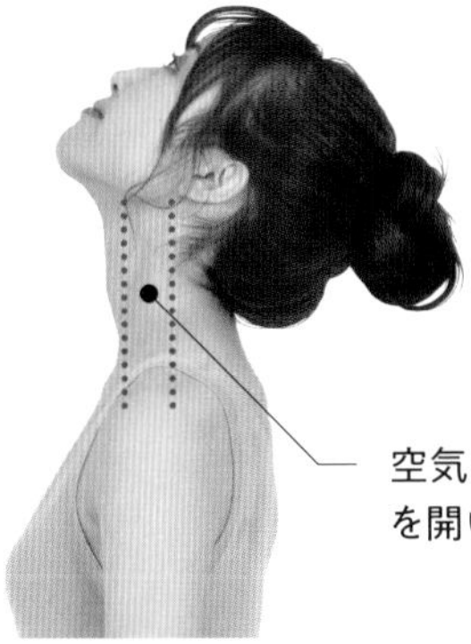

空気の通り道である気道を開いた状態で呼吸

Step 2

**口を閉じたまま
「隠れあくび」を
する**

口を閉じたままあくびをする要領で、口の奥にあるのどを大きく開く

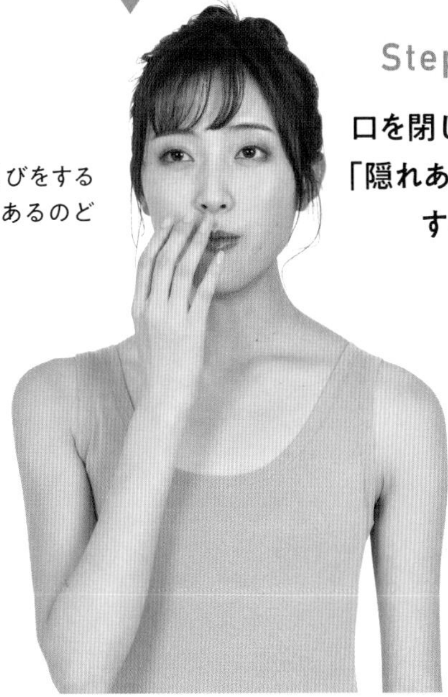

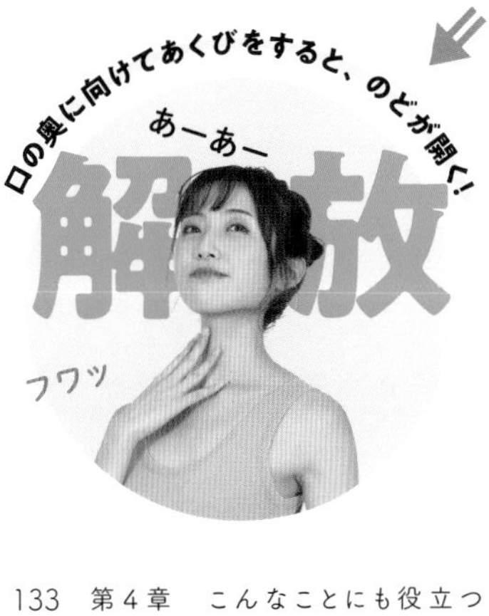

口の奥に向けてあくびをすると、のどが開く!
あーあー
解放
フワッ

噛み合わせ

頭の無駄力が原因で

無意識に口に力みが生じ、
強く噛みしめるようになる!

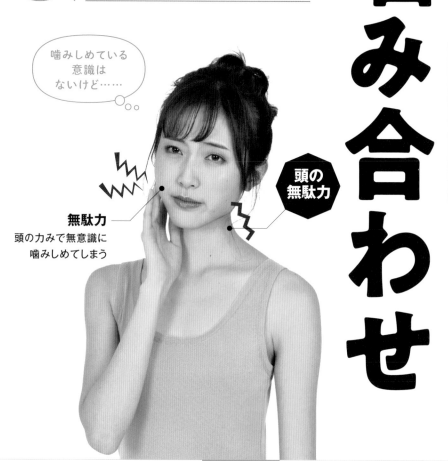

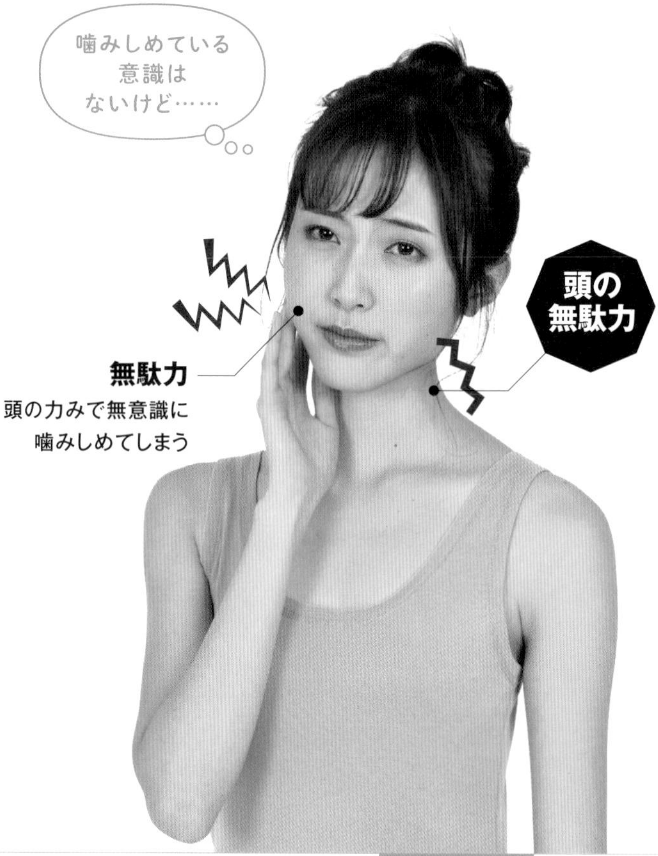
噛みしめている意識はないけど……
頭の無駄力
無駄力
頭の力みで無意識に噛みしめてしまう

コレが原因

口を閉じる意識を持ちすぎてしまう

頭に無駄力がかかると、無意識の力みで噛みしめが強くなってしまい、噛み合わせにも影響が出てきます。 また、普段の動きのクセで、口を閉じる意識が強すぎて、ニュートラルな状態で噛みしめすぎていることもあります。

口の中を空気でふくらませ、軽くカチカチする

噛みしめずに口を閉じることを感覚的に覚える!

Step 1

唇を一文字に閉じて空気を前と奥歯側にふくらませる

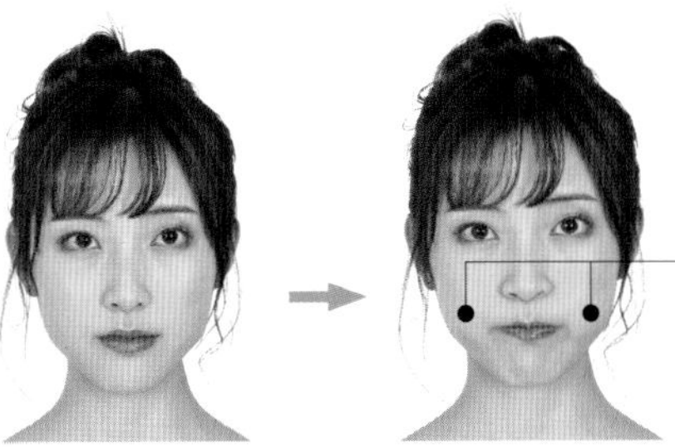
ゆるんでいない人は
空気を入れると痛む

唇を横一文字に閉じ、前歯側、奥歯側それぞれに空気を移動させ、ふくらませる

Step 2

歯を軽くカチカチさせ、舌を下あごに下ろした状態で口を閉じる

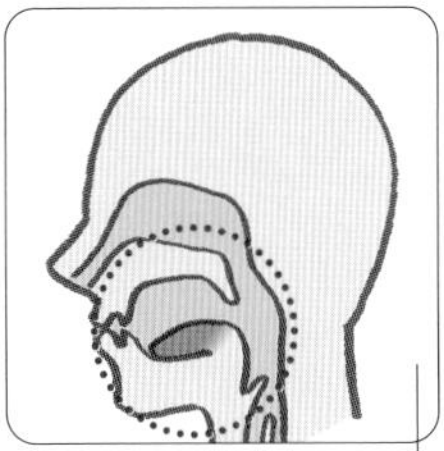

舌は下あごに下ろす

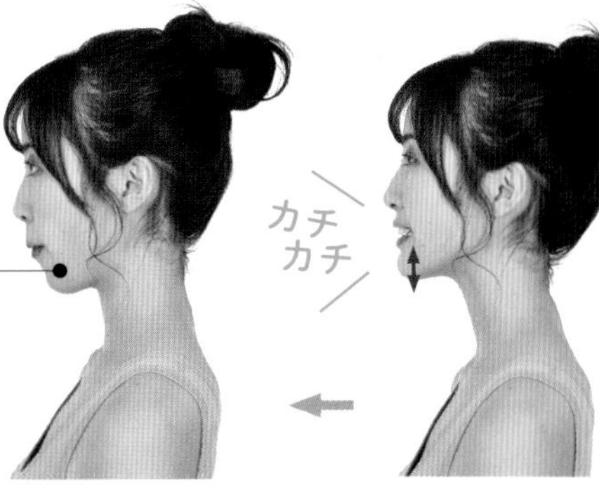
カチ
カチ

カチカチする

舌を下あごに下ろして口を閉じる

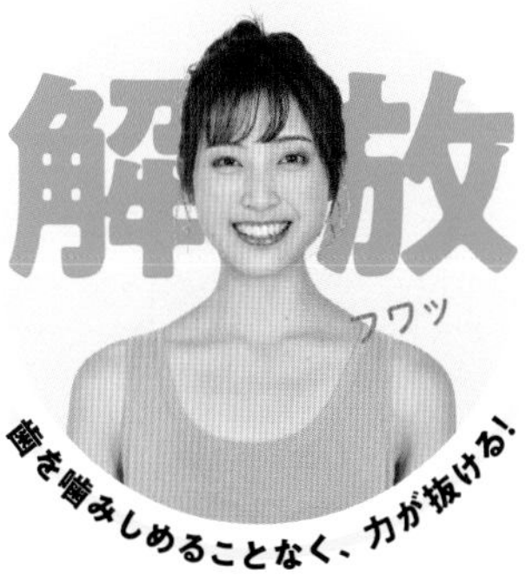
解放
フワッ
歯を噛みしめることなく、力が抜ける!

顔のむくみ

頭の無駄力が原因で

頭の無駄力で
パイプラインがつまってしまう!
体液循環も滞り、顔がむくんでしまう!

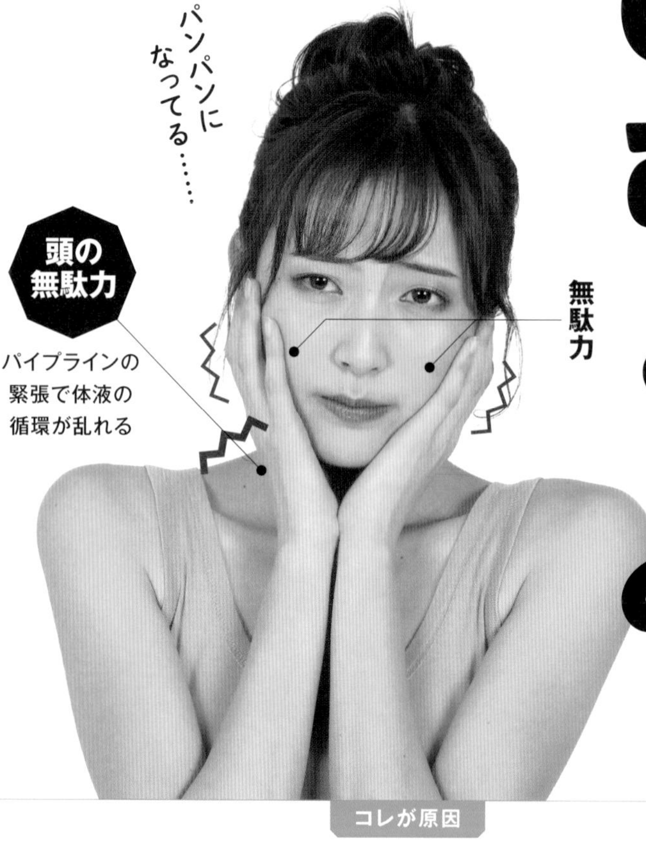
パンパンになってる……
頭の無駄力
パイプラインの緊張で体液の循環が乱れる
無駄力

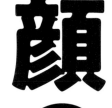

コレが原因

体液循環の乱れから、水分バランスが崩れる

頭とカラダをつなぐ首のパイプラインが緊張。体液循環の機能に乱れが生じることで、顔の水分バランスも崩れてむくみが出てきます。また、筋肉が固まると、リンパの流れも悪くなり、この状態もむくみに影響します。

首後ろと頬をマッサージしてリンパを流す

筋肉の緊張をほぐしてリンパの流れを改善!

Step 1

後頭部を下から上に向かって押す

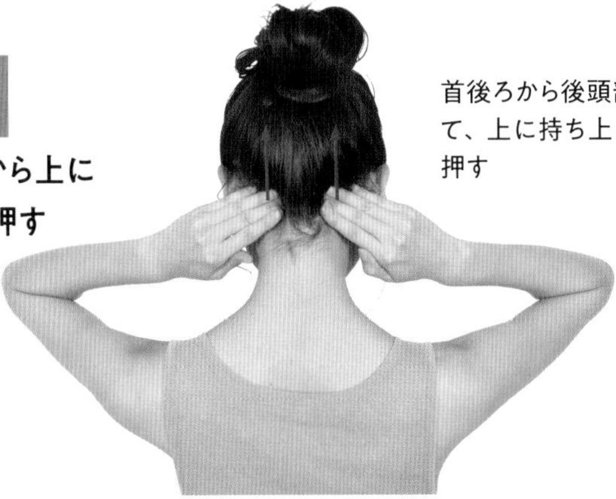

首後ろから後頭部に向かって、上に持ち上げるように押す

Step 2

両手で頬を耳のほうに向かって押しほぐす

4本の指で頬を耳に向かって押す

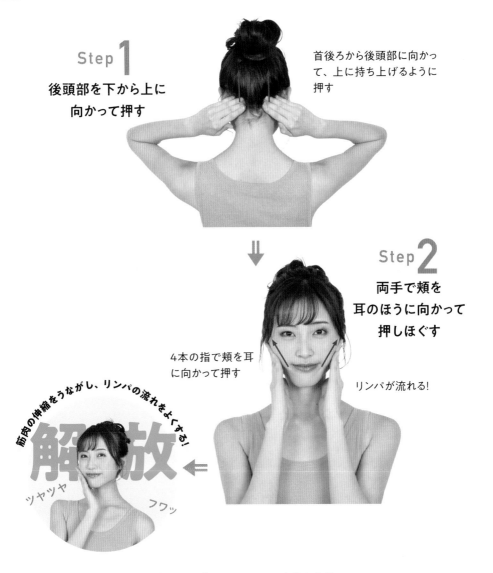

リンパが流れる!

筋肉の伸縮をうながし、リンパの流れをよくする!
解放
ツヤツヤ
フワッ

手足のむくみ

頭の無駄力が原因で

手足の筋肉が力んでしまう!
筋肉の緊張で体液循環が滞る!

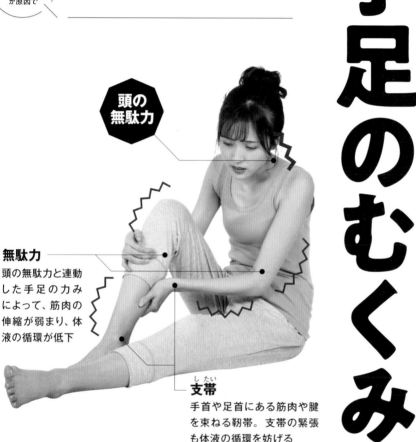

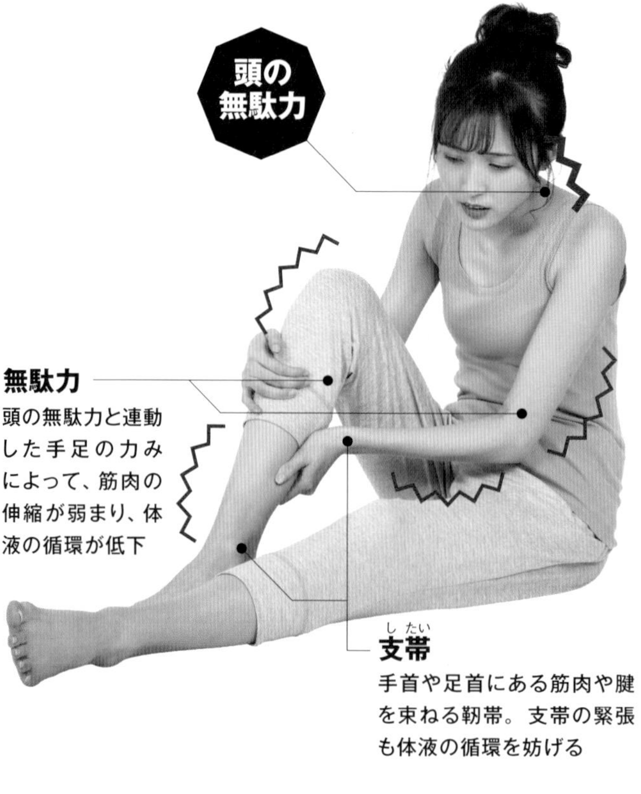
頭の無駄力
無駄力
頭の無駄力と連動した手足の力みによって、筋肉の伸縮が弱まり、体液の循環が低下
支帯《したい》
手首や足首にある筋肉や腱を束ねる靭帯。支帯の緊張も体液の循環を妨げる

コレが原因

手足の力みから体液循環が悪くなる

手首や足首にある支帯(筋肉や腱を束ねる)が緊張し、手足の血流などの体液循環が滞ってしまうことが原因。また、緊張の影響で筋肉の伸縮ポンプが固まって動かないために、血液の戻りが悪くなってしまいます。

手と足を上から下まで マッサージ

手足の筋肉に物理的に圧をかけて血流をうながす!

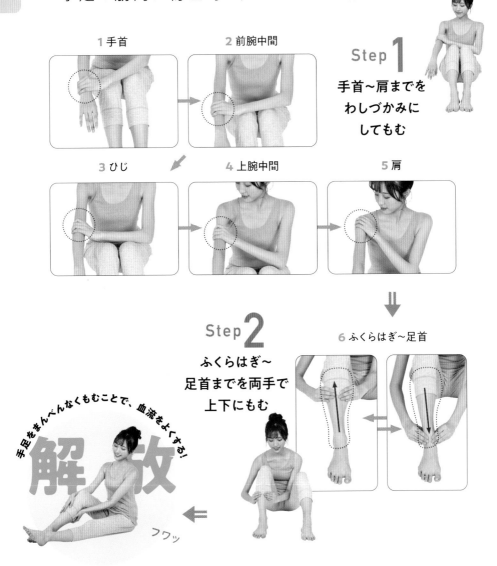

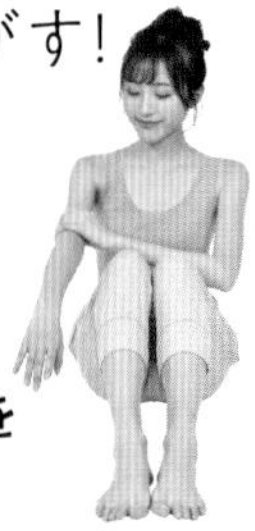

Step 1

手首~肩までをわしづかみにしてもむ

1 手首

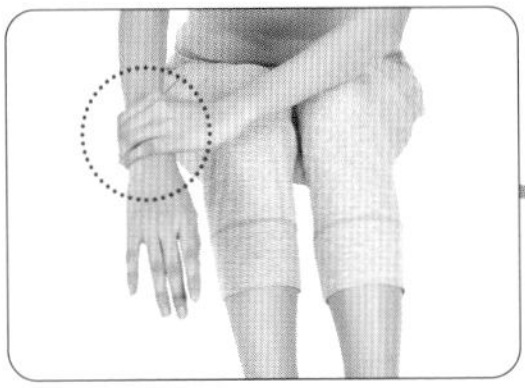

2 前腕中間

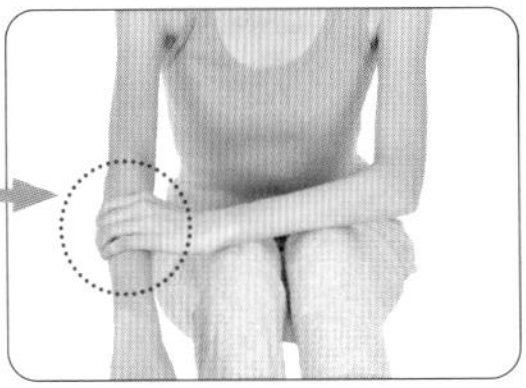

3 ひじ

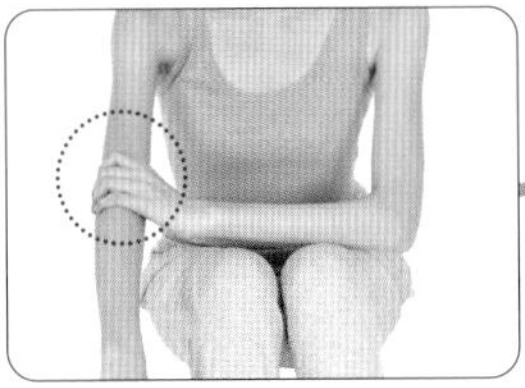

4 上腕中間

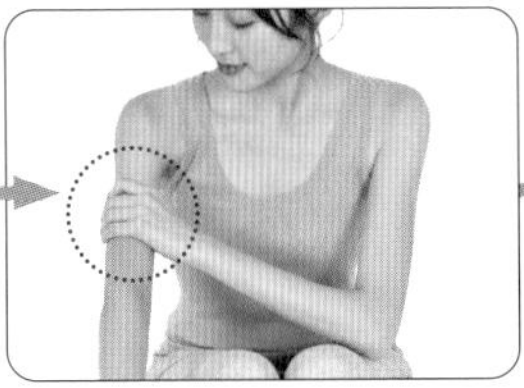

5 肩

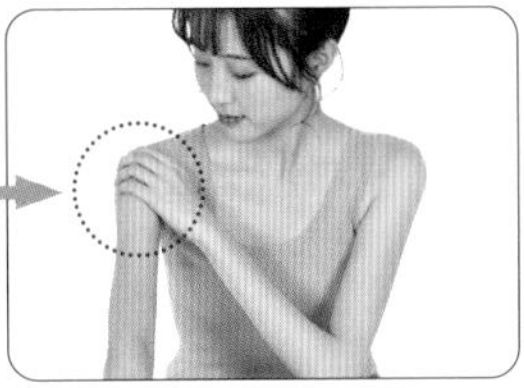

Step 2

ふくらはぎ~足首までを両手で上下にもむ

6 ふくらはぎ~足首

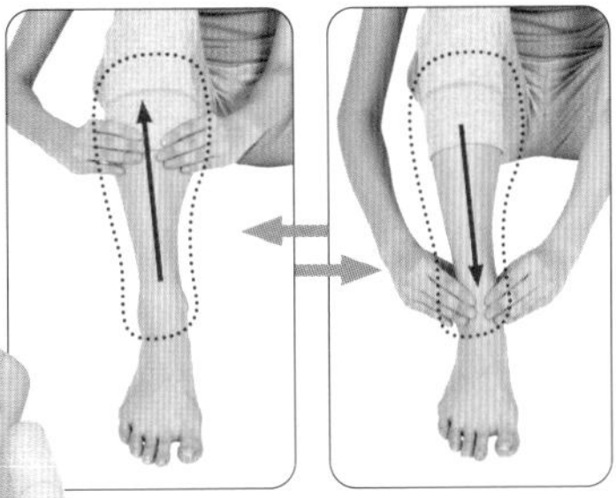

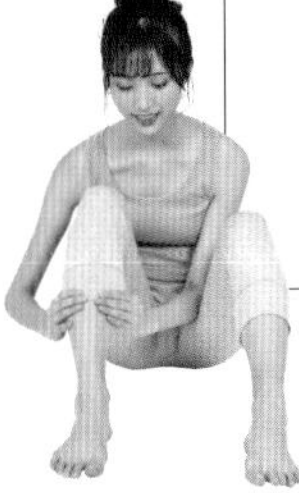

手足をまんべんなくもむことで、血流をよくする!

解放

フワッ

冷え

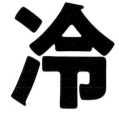

頭の無駄力が原因で

手足の筋肉が固まってしまい、
手先や足先の血流が低下!

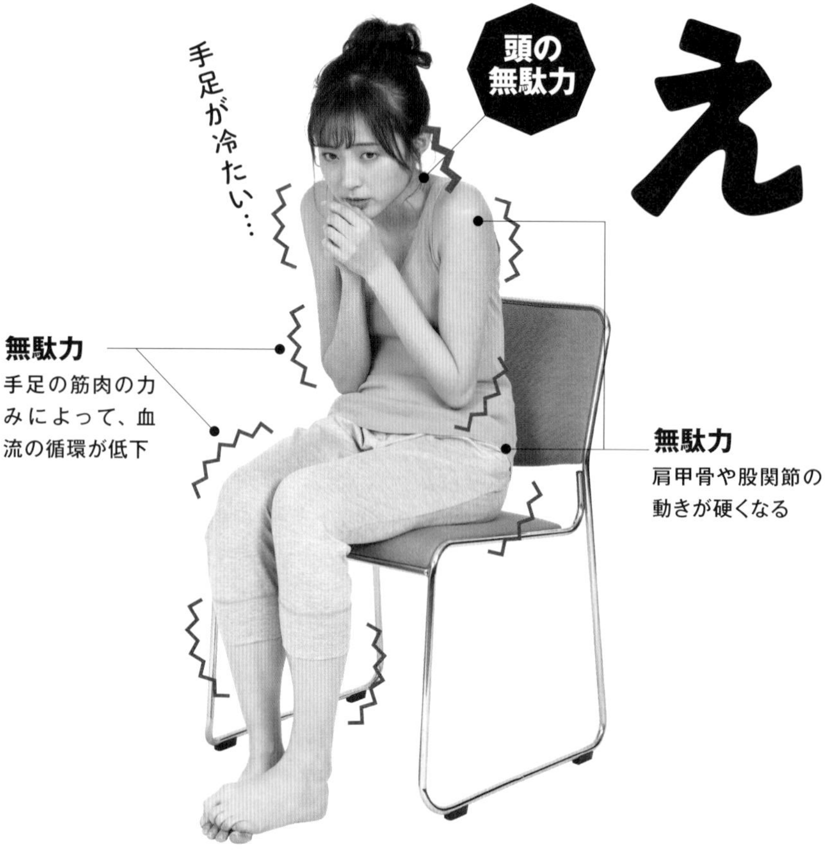

手足が冷たい…
頭の無駄力
無駄力
手足の筋肉の力みによって、血流の循環が低下
無駄力
肩甲骨や股関節の動きが硬くなる

コレが原因

手足の血流の低下から手足が冷える

頭と連動して、手足も力んでしまうことで、筋肉が固まって血流が低下。 そのために、手先や足先が冷えてしまいます。 体幹と手足のつなぎ目である肩甲骨や股関節の動きが悪いことも血流を妨げる原因になります。

肩甲骨や股関節を動かす

手足のつけ根の関節を動かし、末端の血流をアップ!

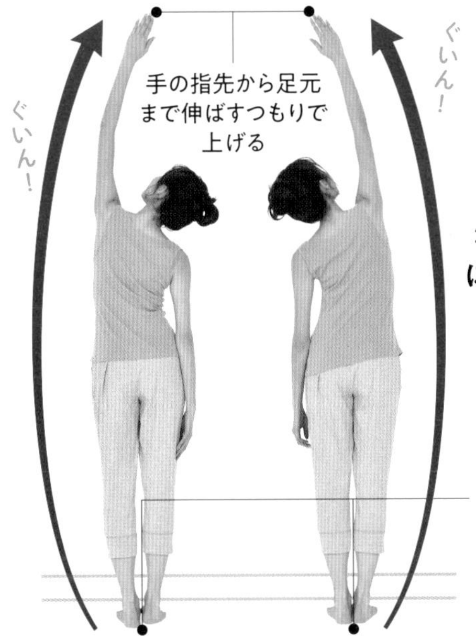
ぐいん!
ぐいん!
手の指先から足元
まで伸ばすつもりで
上げる
かかとは浮かないように

Step 1

壁に向き合い、天井に向かって全力で腕を伸ばす

Step 2

イスに片脚を乗せ、前に体重移動してから戻す

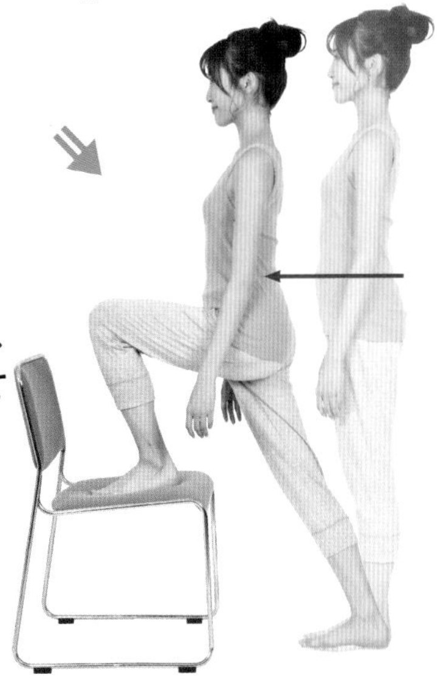

1 前に体重移動

2 戻したら反対の脚も同じように

肩甲骨と股関節の動きがよくなると、手足の先まで血流がめぐる!

解放《フワッ》

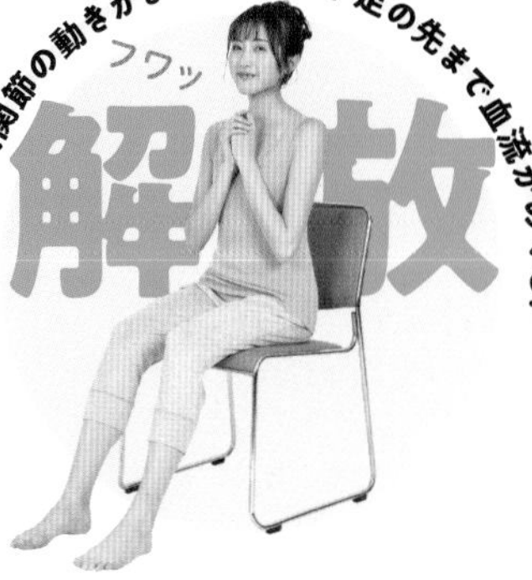

判断力

頭の
無駄力
が原因で

パイプラインの緊張によって
脳とカラダの情報供給が鈍ってしまう!

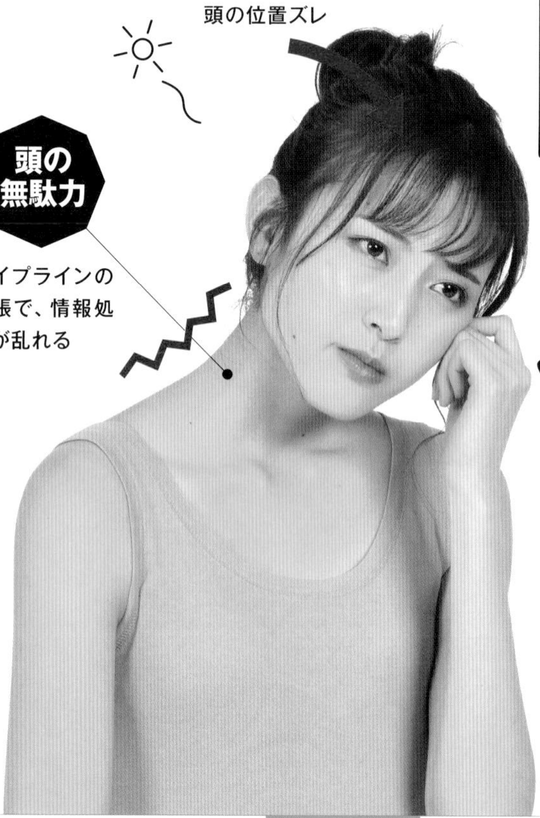
頭の位置ズレ
頭の
無駄力
パイプラインの
緊張で、情報処
理が乱れる
えーっと…
カラダの位置基準の
乱れが判断力を鈍らせる

コレが原因

姿勢の乱れで基準が崩れ、誤差が生じる

頭の無駄力でパイプラインが緊張し、脳の情報処理能力が鈍ってしまうことがあります。 また、頭の位置ズレ(姿勢の乱れ)によって、カラダの位置の基準が崩れてしまうことで、脳の処理に誤差を生じさせてしまうことも。

上下・左右・斜めに目を動かす

頭の無駄力で思考の視野が狭くなっているため、
物理的に視野を広げる!

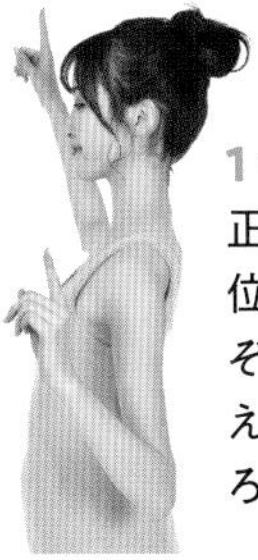

1～3のとき、正面を向いた位置からそれぞれギリギリ見える範囲のところに指を置く

Step 1

指を上下・左右・対角線に置き、頭を動かさずに見る

1 左右

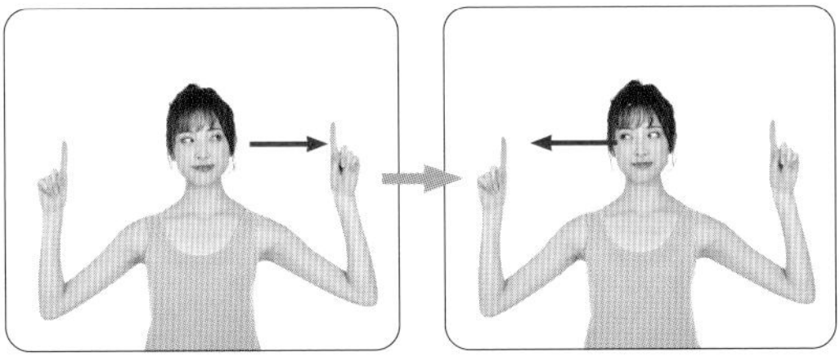

2 上下

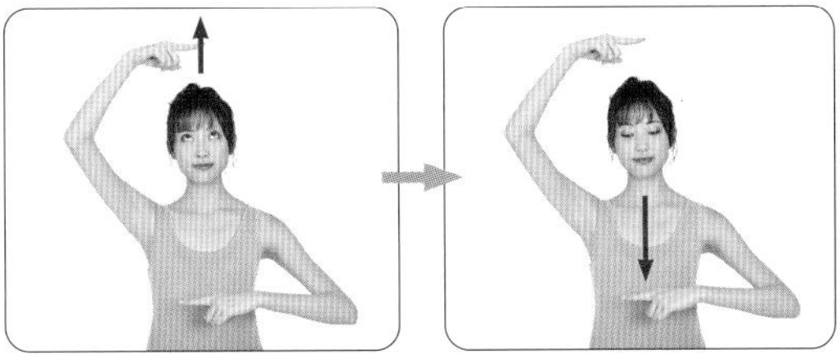

3 斜め

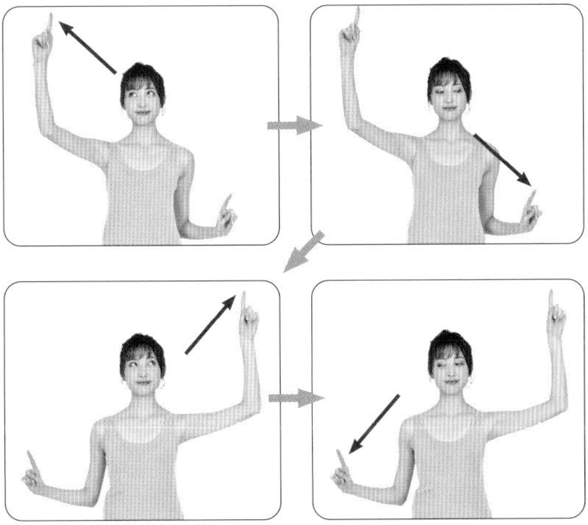

⇓

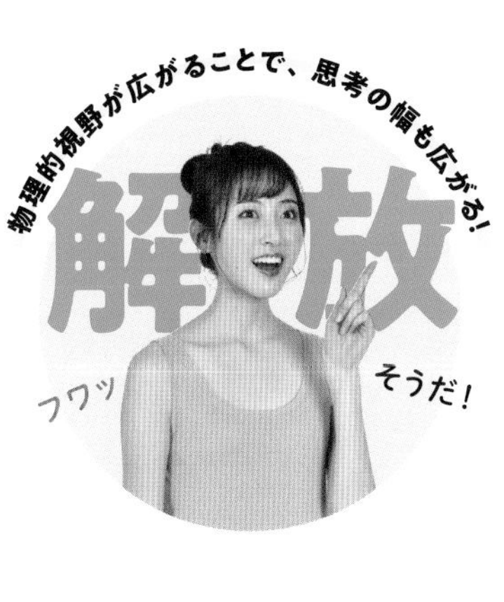
物理的視野が広がることで、思考の幅も広がる!
解放
フワッ
そうだ!

無気力

頭の無駄力が原因で

頭部の緊張によって
脳内の血流や神経の流れが鈍化!

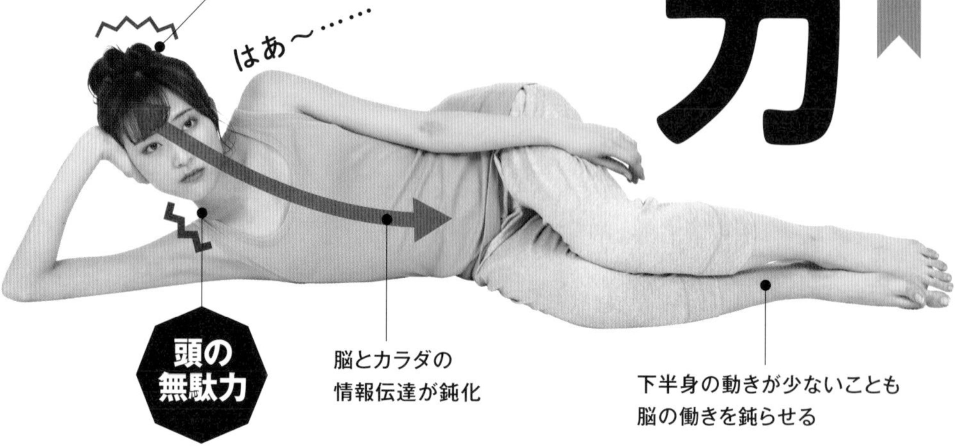
無駄力
パイプラインが緊張し、脳内の血流や神経系の働きが低下
はあ～……
頭の無駄力
脳とカラダの情報伝達が鈍化
下半身の動きが少ないことも脳の働きを鈍らせる

コレが原因

血流の滞りから脳の働きが低下!

頭の無駄力による自律神経の乱れも原因となりますが、パイプラインの緊張で、脳内の血流や神経のめぐりが鈍化し、脳の働きが低下していることも考えられます。 また、下半身を動かさないことも脳の働きを鈍らせる要因に。

力を抜いて前屈し、足踏みをする

頭の血流をうながしながら、下半身を動かして脳を活性化!

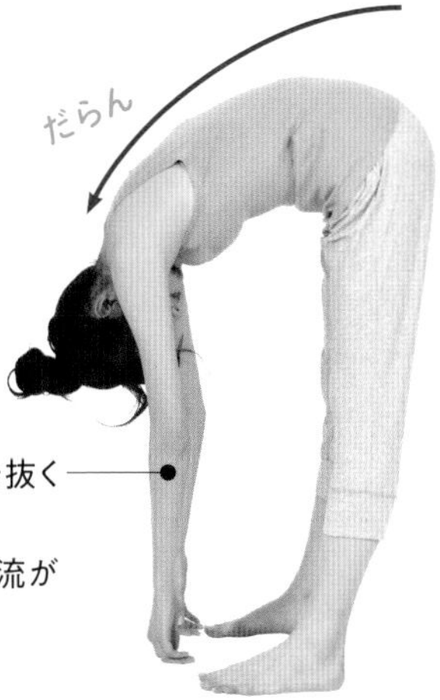
だらん

全身の力を抜く

物理的に頭に血流がまわるようにする

Step 1
力を抜いて前屈する

Step 2
前屈したまま足踏みをする

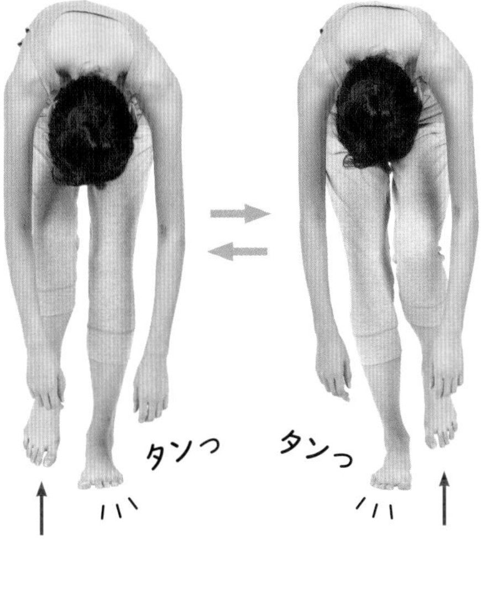
タンっ
タンっ

下半身の動きによって、さらに脳に刺激が入る!
解放
よし!
フワッ

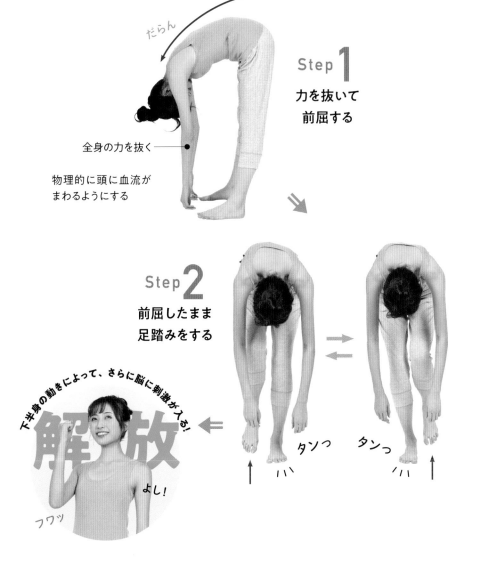

イライラ

頭の
無駄力
が原因で

姿勢が乱れて頭の位置ズレが発生!
位置の不安定さで脳も不安に!

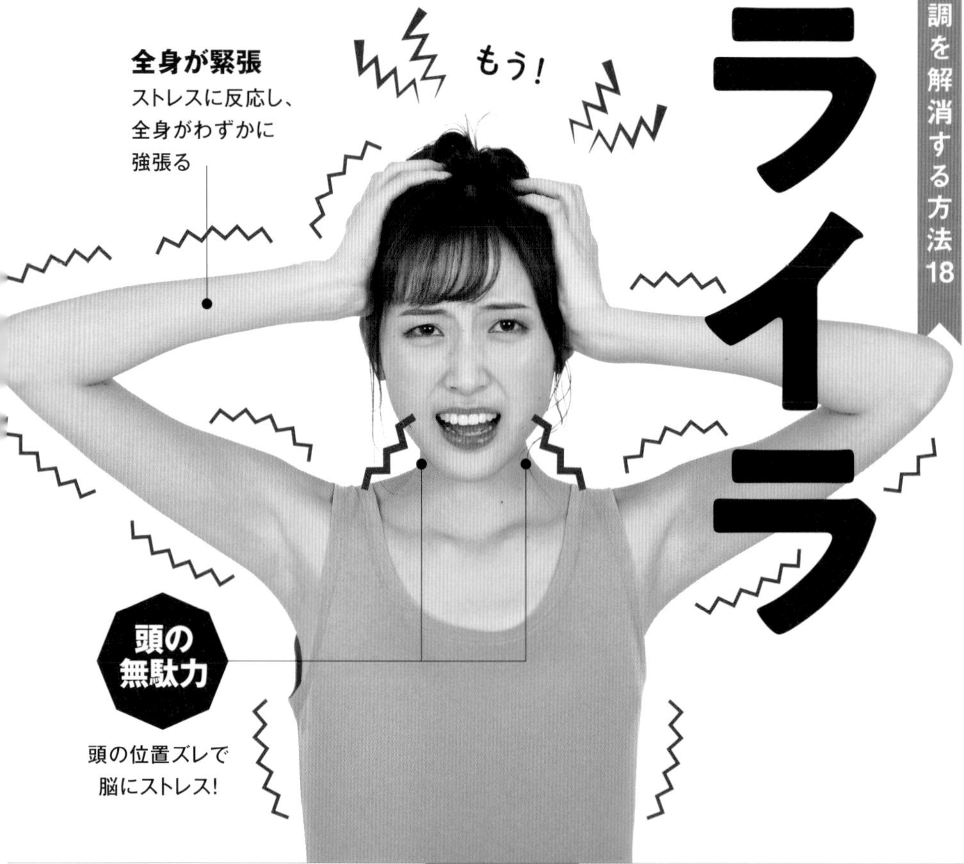
もう!
全身が緊張
ストレスに反応し、全身がわずかに強張る
頭の無駄力
頭の位置ズレで脳にストレス!

コレが原因

筋肉の緊張からストレスが蓄積!

頭の位置がズレると、無意識に脳は不安を感じることがあります。 そのため、全身の筋肉がわずかに強張ってしまい、そのストレスを蓄積。フラストレーションをため込んでしまうことでイライラしやすい状態になります。

深呼吸をしながらかかとを上げ下げ

深呼吸で心を落ち着かせながら、
ふくらはぎの伸縮で意識を分散!

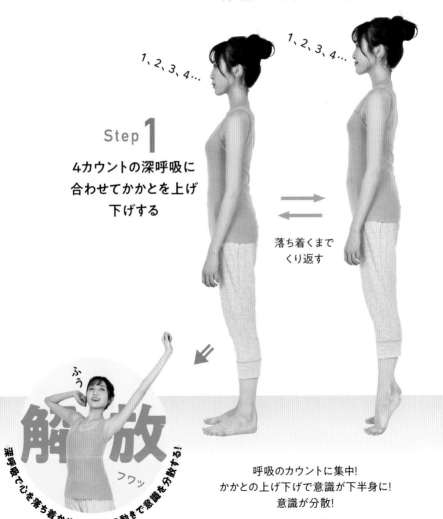

1、2、3、4…

1、2、3、4…

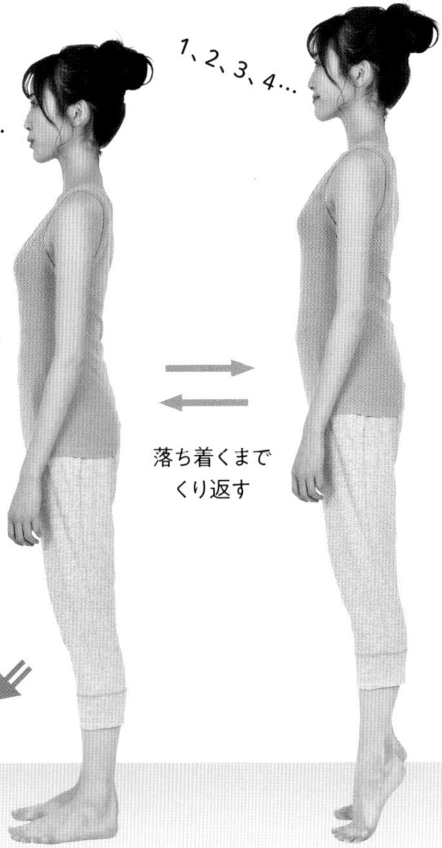

Step 1

4カウントの深呼吸に合わせてかかとを上げ下げする

落ち着くまで
くり返す

呼吸のカウントに集中!
かかとの上げ下げで意識が下半身に!
意識が分散!

耳の聞こえづらさ

頭の無駄力が原因で

耳まわりの筋肉が緊張!
耳の内側にも緊張の影響が及ぶ!

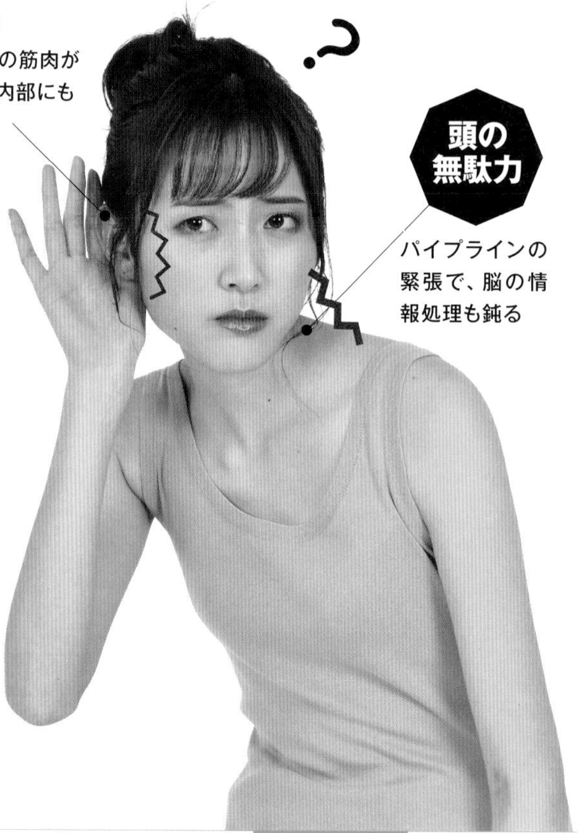
無駄力
耳まわりの筋肉が緊張し、内部にも影響!
頭の無駄力
パイプラインの緊張で、脳の情報処理も鈍る

コレが原因

耳まわりの筋肉の緊張で内部にも圧力!

首後ろの緊張は、耳に近いために緊張の影響が及びやすくなります。耳まわりの筋肉の圧迫が内部にも影響し、耳の神経回路の働きが低下。パイプラインの緊張で情報の流れも滞り、聞こえづらさにつながります。

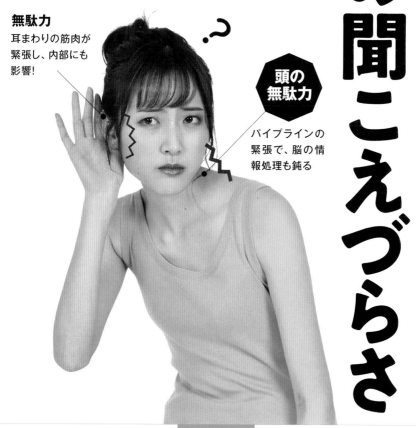

「隠れあくび」をしながら耳を引っ張る

耳まわりの筋肉の緊張をほぐすことで、内部の通りを改善!

1 耳を後ろに引っ張る

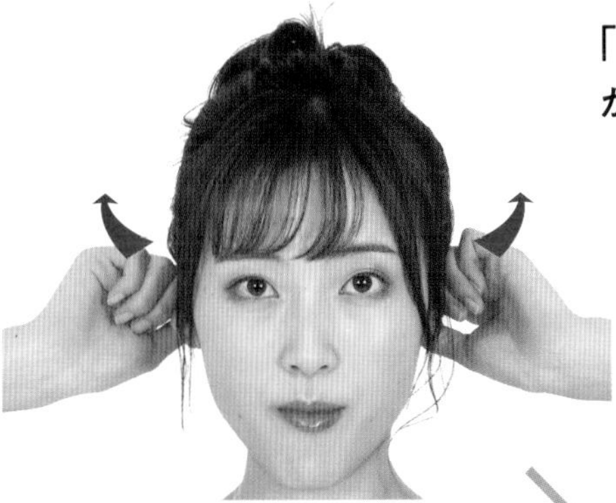

口を閉じたままあくびをする

Step 1

「隠れあくび」をしながら耳を後ろと上に引っ張る

2 同様に、耳を上にも引っ張る

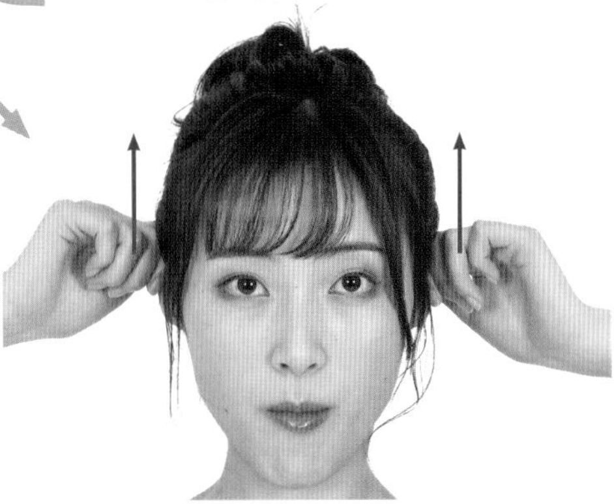

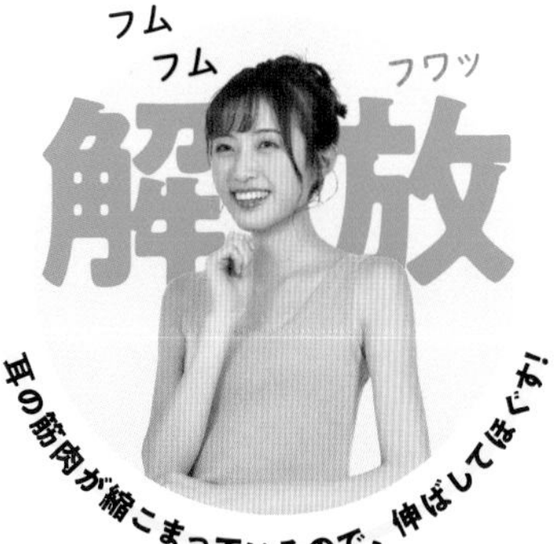
フム
フム
フワッ
解放
耳の筋肉が縮こまっているので、伸ばしてほぐす!

方向音痴

頭の
無駄力
が原因で

カラダと頭の基準軸がズレる!
現在地の認識にも誤差が発生!

頭の位置ズレ
えーっと、どこだっけ…?
頭の無駄力
無駄力
頭とカラダの位置基準にズレが生じる

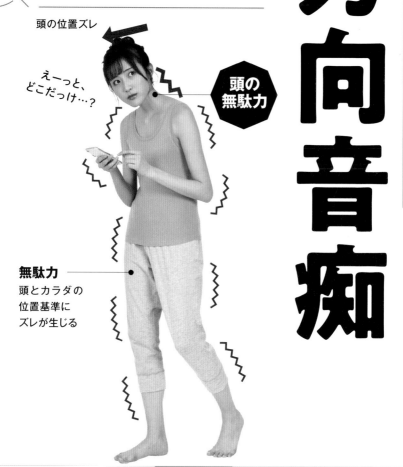

コレが原因

位置認識ズレで方向の軸に誤差

姿勢の乱れによって、頭とカラダの位置基準にズレが生じ、方向感覚の軸や五感のセンサーに誤差が出ることがあります。カラダの現在地の認識に誤差が出ると、感覚がわずかにパニックを起こし、方向がわからなくなります。

頭とカラダの位置基準を確認する！

Step 1

胸骨と鼻に手を当て、片脚を0時の方向に出す

胸骨は鼻と向きを合わせ、頭とカラダの向きを一致させ、方向の基準をつくる

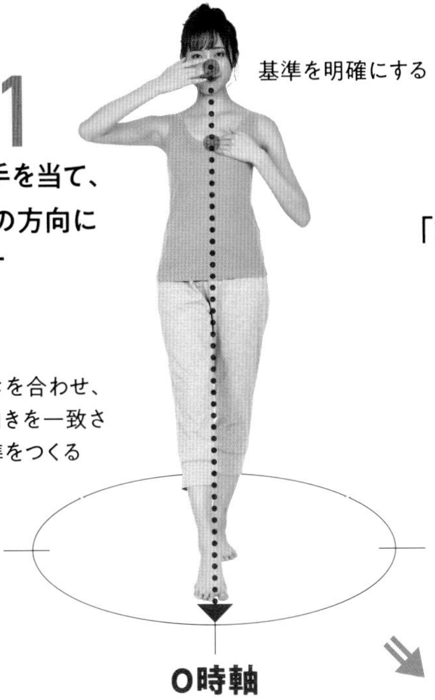
基準を明確にする
0時軸

Step 2

「2時の方向」など、自分で向きを指定して確認しながら、その方向に脚を出していく

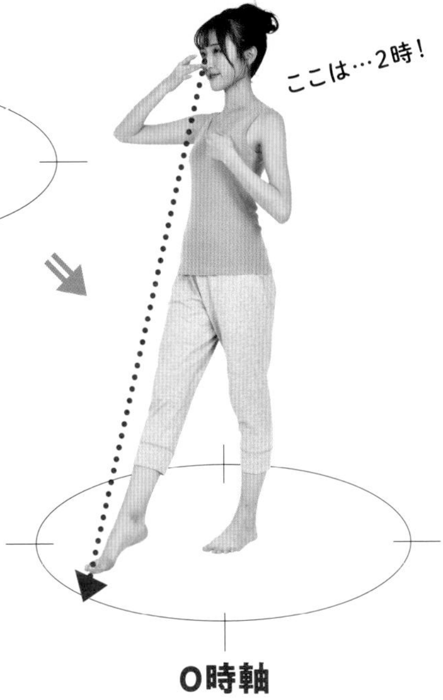
ここは…2時！
0時軸

基準が乱れた方向軸を確認することで、感覚のズレを修正！
解放
フワッ
スタスタ

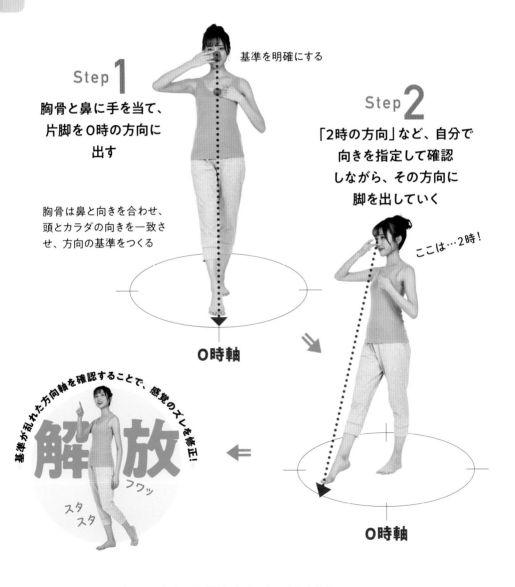

ラクなデスクワーク姿勢

頭の無駄力が原因で

首をすくめる姿勢に連動し、猫背や前のめりの姿勢になってしまう!

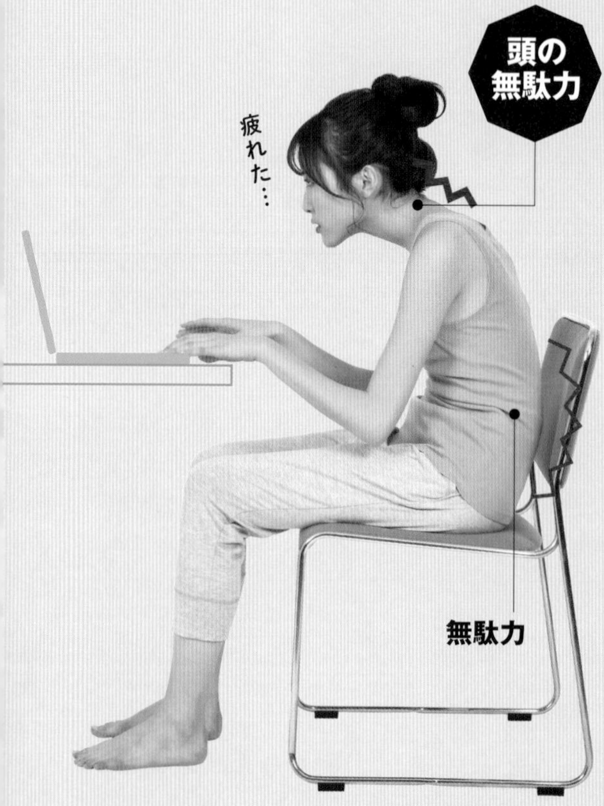

コレが原因

パソコンの画面に近づこうとしすぎる

パソコンの画面に向かって、頭を近づけすぎることが不良姿勢につながります。 頭ふんわりの姿勢であれば、少しだけカラダを傾ければ、画面は十分に見えるはず。 無理にカラダを縮こませているために疲れやすくなります。

上体を縮めずに背骨をまっすぐ、前に傾ける

カラダを縮こませずに、頭ふんわりで前傾する!

Step 1

坐骨から頭まで一本の軸をイメージ

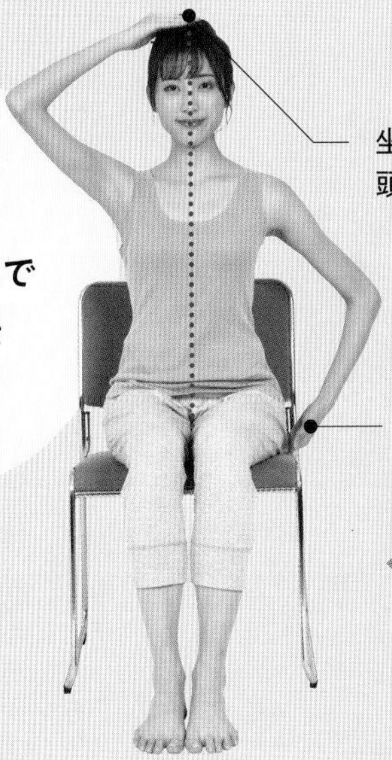

坐骨に頭を乗せるイメージで頭のてっぺんに触る

お尻の横から股の間の坐骨をイメージして触る

Step 2

軸をまっすぐキープしたまま前傾する

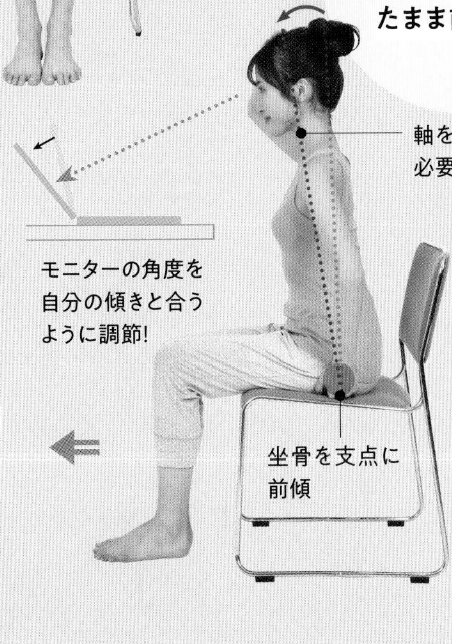

軸を曲げないように必要なだけ前傾

モニターの角度を自分の傾きと合うように調節!

坐骨を支点に前傾

パソコンをカラダに合わせるとラク!
解放
フワッ

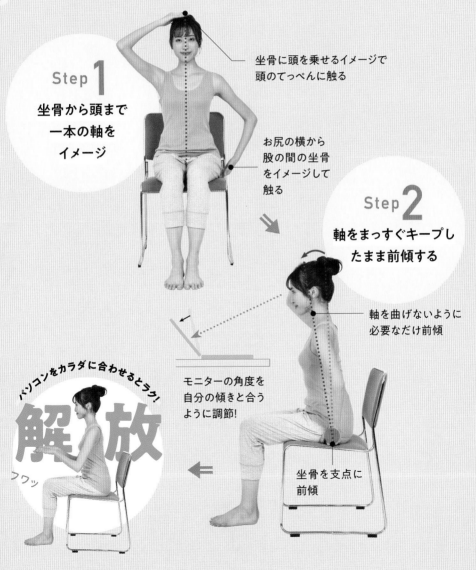

ラクな立ち方

頭の無駄力が原因で

よい姿勢を意識しすぎ、
逆に全身が力んでしまう!

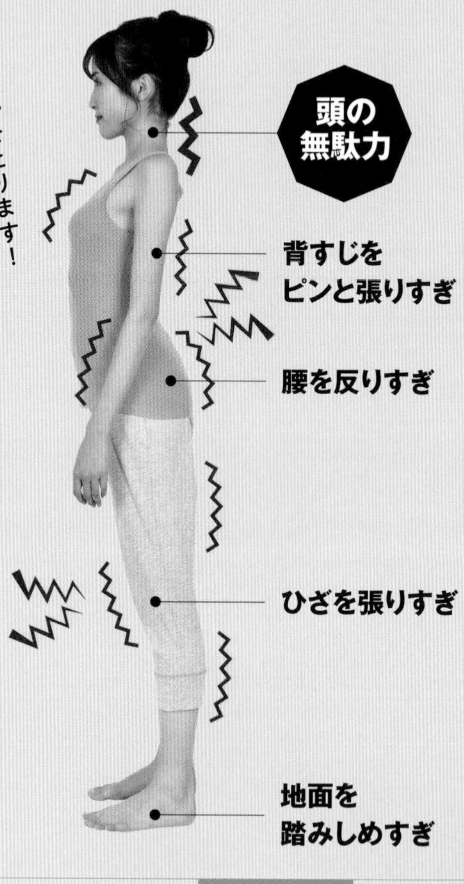
よい姿勢をとります!
頭の無駄力
背すじをピンと張りすぎ
腰を反りすぎ
ひざを張りすぎ
地面を踏みしめすぎ

コレが原因

極端な「よい姿勢」への意識

頭の無駄力が入っていると、力みが抜けることはありません。 また、よい姿勢をとろうと意識しすぎても力みが生まれます。 背すじをピンと張ること自体が力み。 まず、意識するのは「坐骨に頭をふんわり乗せる」だけで OK です。

頭を坐骨の上に乗せるように立つ

姿勢をきちっと固めないことが大事。ユラユラした状態が正解!

Step 1

頭をふんわりと坐骨の上に乗せるイメージで立つ

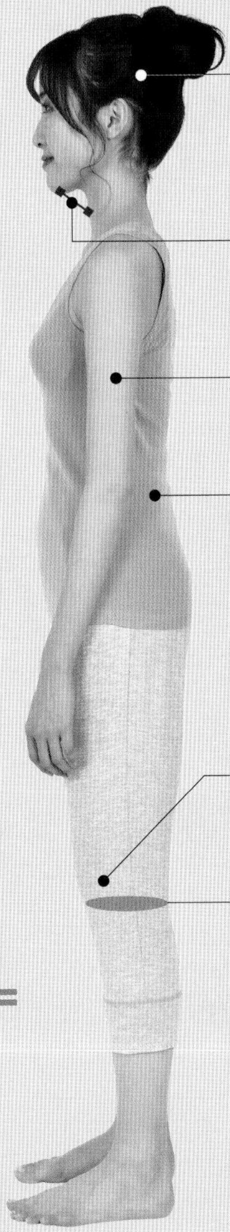
頭は坐骨の真上にふんわり乗せる
あごと首の距離が空くように
腕のことは考えない
腰は張らないように少し丸める
ひざは軽く曲げる

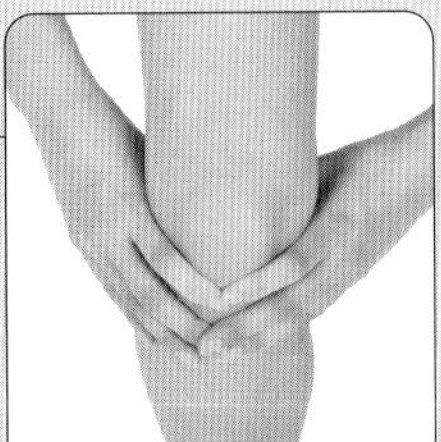

ひざの関節面は両手でつくった円くらい大きいという安心感を持つ

基本はP72の「4つのステップ」で頭をふんわりさせて立つだけ!

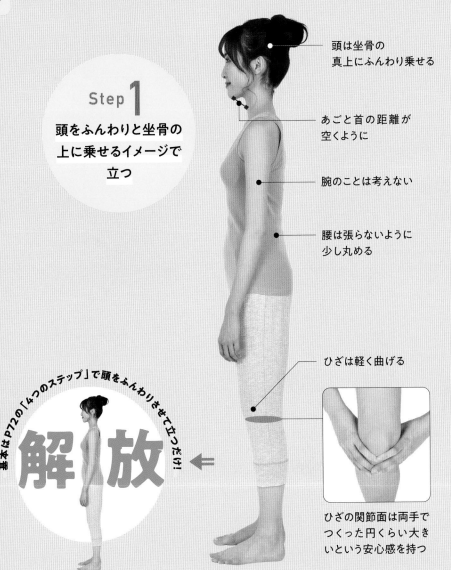

解放

ラクな歩き方

頭の無駄力が原因で

力みが生じて姿勢が前のめりに!
足を踏ん張り、かかとでガツガツ歩く!

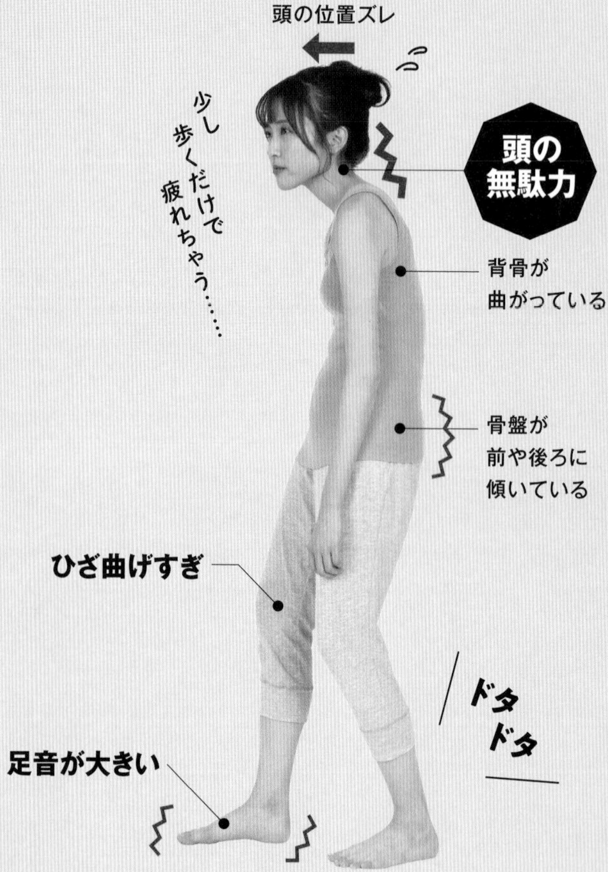
頭の位置ズレ
少し歩くだけで疲れちゃう……
頭の無駄力
背骨が曲がっている
骨盤が前や後ろに傾いている
ひざ曲げすぎ
足音が大きい
ドタドタ

コレが原因

前進しようと力みすぎ

前進することを意識しすぎ、かかとで強く着地したり、前のめりの姿勢になったり、必要のない動作に対して力を入れていることが、余計に疲れやすくさせます。 頭ふんわりで、頭を前に少し運ぶだけで自然に前進できます。

5センチ浮いていると思って歩く

下方に体重をかける意識が強すぎるため、上に伸び上がるイメージを！

Step 1

地上の5センチ上を歩いているイメージで歩く

頭をスッと前に
運んでいく
この上を歩くという
イメージ
地上5センチ
床

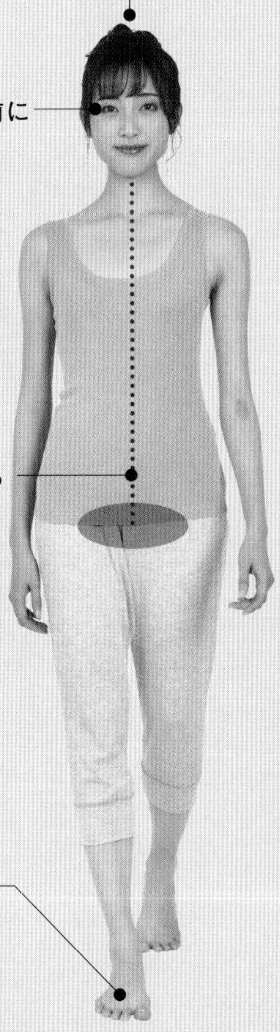
頭ふんわり
目線は前に
頭は坐骨に乗せる
踏みしめすぎない

カラダの真下に着地するように歩く

頭ふんわりのまま、頭を前に運ぶイメージで歩くとラク！
解放
フワッ
スー…

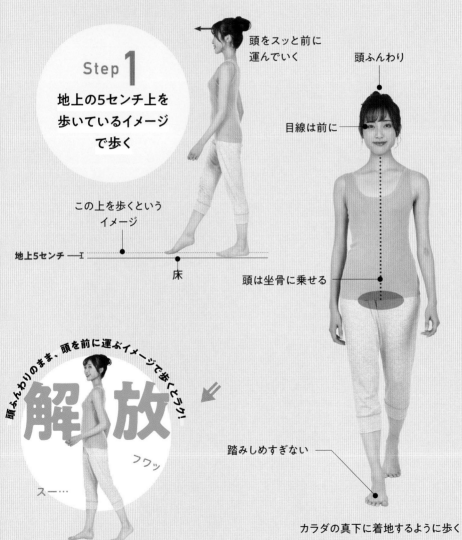

おわりに

人間という生き物のことで、子どものときから疑問に思ってきたことがあります。人間って、どう考えても弱いですよね、ほかの生き物と比べて。生物が同じ大きさだったとして、牙はない、爪はない、逃げられる足もない、昆虫のような硬い殻や強いあご、羽もない。咬まれても大丈夫そうな毛皮もないから、寒ければ死んでしまいそう。一体どうやって種として生き残ってきたのか……。長年の疑問に終止符が打たれました。人の強さの秘密は、「毛皮がないこと」。どういうことかというと、狩猟生活時代、獲物を追いかけます、獲物、逃げます。追いかける、逃げる。大抵の動物は人より走るのが速いですから、ダーっと逃げます。かなり距離を引き離して、安心して休む。その間に人間が追いついてくる。また逃げる。その繰り返しをしているうちに、動物は熱中症を起こし、ふらふらになって倒れる、人間が仕留める。この勝敗が、毛皮の有無だそうです。人間は毛皮がないので、汗をかき体温を下げることができる。片や毛皮のある動物は、汗をかく機能はなく、呼吸で体温を下げるしかない。体内温度が上がり、自身が蒸し焼きの状態になるわけです。

一番弱そうなのに、心肺機能の持久力と、つるつるの皮膚ゆえに、大逆転です。

しかし、そんな能力も、最初は気づかれずに眠っていたのかもしれません。環境の変化が、生き物を追い詰め、それでも生きようとする力が、自身の機能を目覚めさせていきます。知らない、気づいていないことに光が差す瞬間ですね。

私がこうして本を送り出すことができるのも、そんな現象に思えます。アレクサンダー・テクニークと呼ばれる技術が、どれほど人の可能性を開いていけるものなのか、どうしたら世のなかに知ってもらえるだろう……ずっともがいてきました。池田書店の高橋隆太さんに見つけてもらい、ケイ・ライターズクラブの千葉慶博さんと一緒に形にしていただきました。私の説明を、何度も叩いて、再構築する作業に、本当に辛抱強くお付き合いくださいました。また2冊目になるこの本は、さらに沢山の方々の手で形になりました。解剖学の専門家であるご高名な坂井建雄先生にもお力添えいただけたこと、感謝の気持ちでいっぱいです。

皆さん自身の心身には、まだ眠っている力があります。無駄力のせいでうまく引き出せないのです。私たちを追い詰めるすべてのことが、眠っている力を引き出すための起爆剤です。まずは、ほっと息をついて、頭がふんわりカラダの上にあることを、思ってみてください。

沢山の方々に育ててもらって、世に出るこの本が、きっと皆さんのお役に立ちますように。

アレクサンダー・テクニーク教師　Aru Quality Pro 代表 木野村 朱美

著者 木野村 朱美（きのむら あけみ）

（株）Aru Quality Pro代表。人間が持つ本来の能力が出せるカラダの使い方を伝える「アレクサンダー・テクニーク」の専門教師。中学校の美術教員を経験後、日本初のアレクサンダー教師養成学校「KAPPA」の2期生となり、4年にわたるトレーニングを修了。京都・大阪を拠点に、アレクサンダー教師として、美術、茶道、太極拳、弓道、その他のワークから得た理論を取り入れながら個人レッスン、グループレッスンを全国各地で展開する。アレクサンダー教師となった約20年間で、1万人以上のカラダの悩みに触れ、「無意識下で起こる無駄な力み」をやめる方法を指導。現在も精力的に活動している。主な著書に『イラストでわかる疲れないカラダの使い方図鑑』（池田書店）。

対談協力 坂井 建雄（さかい たつお）

東京大学医学部1978年卒。東京大学医学部助手、助教授を経て、1990年から順天堂大学医学部解剖学・生体構造科学教授。現在は同大学・保健医療学部特任教授。専門は腎・血管・間質の細胞生物学、人体解剖と献体の普及・啓発、医学史。『医学全史――西洋から東洋・日本まで』（筑摩書房）、『マンガでわかる人体のしくみ』『マンガでわかる細胞のはたらき』（池田書店）ほか著書多数。

編　集……千葉慶博（KWC）
モデル……中野優香（スペースクラフト）
ヘアメイク……MIKE
スタイリング…田中祐子
撮　影……蔦野 裕
イラスト……平澤 南、中村知史
デザイン……鈴木大輔、江崎輝海（ソウルデザイン）
校　正……聚珍社

編集アシスタント…小山まぐま（KWC）
衣装協力……タンクトップ（ホワイト）&パンツ：ダンスキン／ゴールドウイン カスタマーサービス
タンクトップ（ブルー）&インナー：ジュリエ ヨガ アンド リラックス

【問合せ先】
ゴールドウイン カスタマーサービス…0120-307-560
ジュリエ ヨガ アンド リラックス…03-5720-8256

頭、あご、首、全身の不調に！
解放！頭の無駄力

著　者　木野村朱美
発行者　池田士文
印刷所　図書印刷株式会社
製本所　図書印刷株式会社
発行所　株式会社池田書店
〒162-0851　東京都新宿区弁天町43番地
電話03-3267-6821（代）／ 振替00120-9-60072

落丁、乱丁はお取り替えいたします。

ISBN978-4-262-16513-4

21000002